New Head Nurse
Communication Case Study

新护士长沟通
案例精讲

主　编　王春英　董胜利　陈　瑜　孙琼慧
副主编　傅晓君　房　君　洪　月　洪　莹

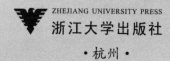

ZHEJIANG UNIVERSITY PRESS
浙江大学出版社
·杭州·

图书在版编目（CIP）数据

新护士长沟通案例精讲 / 王春英等主编. -- 杭州 ：浙江大学出版社，2024. 11. -- ISBN 978-7-308-25550-9

Ⅰ. R192.6

中国国家版本馆 CIP 数据核字第 2024W41G68 号

新护士长沟通案例精讲

王春英　董胜利　陈　瑜　孙琼慧　　主编

策划编辑	金　蕾
责任编辑	金　蕾
文字编辑	范一敏
责任校对	蔡晓欢
封面设计	春天书装
出版发行	浙江大学出版社
	（杭州市天目山路 148 号　邮政编码 310007）
	（网址：http://www.zjupress.com）
排　　版	杭州晨特广告有限公司
印　　刷	杭州钱江彩色印务有限公司
开　　本	880mm×1230mm　1/32
印　　张	7.375
字　　数	178 千
版 印 次	2024 年 11 月第 1 版　2024 年 11 月第 1 次印刷
书　　号	ISBN 978-7-308-25550-9
定　　价	49.00 元

《新护士长沟通案例精讲》
编委会

目 录

第 1 篇

总 论

护士长是医院护理单元工作的具体管理者，在医院护理管理中扮演着重要的角色。其综合能力和素质直接影响医院的综合管理水平、护理质量及护士工作的满意度。从临床护理骨干成长为新护士长，其角色、人际关系等都会发生很大的变化。《全国护理事业发展规划（2021—2025 年）》在发展目标中明确提出，要加强护理学科的建设，带动护理人才培养和护理服务能力的提升。随着卫生事业的不断进步，人们对医疗服务的需求越来越大，对护理管理者的能力也提出了更高的要求，从一名临床护士成为护士长，其角色转变成护理管理者、联络者、代表者、监督者、传达和宣传者、护患代言人、计划者、冲突处理者、资源调配者、协商谈判者、教育者和变革者。也有研究者认为，护士长的角色可分为人际关系专家、行政管理者、专业的护理照顾者、护士的教育者、护士的拥护者、照顾患者的专业管理者、组织的策划者、人事管理专家和变革者。其中，我们不难看出，从临床护士转变为护士长，其角色从单一转变为多样化，这也对新护士长提出了更高的要求。护士长的几种常见角色如下所示。

一、护理管理者

护理临床工作是一项临床实践性很强的工作，作为护士长，需直接参与护理临床的实践，在实践中指导护士认真履行职责，遵守医院及科室的规章制度，严格执行操作规程，为患者实施正确的、适宜的护理措施。护士长通过护理实践、专项检查，及时发现并纠正护士的不规范行为。在临床管理工作中始终贯穿"以人为本，以患者为中心"的服务理念，带领护士努力为患者创造安全、舒适的科室就医环境和方便的服务流程。同时，护士长要全面观察护理效果，不断总结经验，善于发现护士在服务过程中的创新和亮点，及时讲评、表彰、改进，创造积极向上的工作氛围。以创造性的思维模式处理新问题，不断总结经验，改革创新，与时俱进，升华护理内涵。

二、传达和宣传者

护士长要带领护理人员落实护理计划、达成护理目标，就必须使每一位护理人员了解他们被期望去做什么。这需要护士长在及时领会上级的工作的方针政策、任务和目标后，对护理人员做好正向的宣传教育工作；同时，向其他医务人员宣传护理工作的专业特性，得到其他专业人员及非专业人员的理解和配合。比如优质护理服务的开展，需要护士长的宣传与介绍，使护理人员了解开展优质护理服务的目的、优质护理服务的内涵、护理模式的改革，以及对患者、社会以及护理专业提升的作用和意义。向医生宣传，得到他们的理解，并积极配合护理工作的开展。利用公众号、多媒体等形式向患者和社会宣传，得到患者和社会的监督，促进护理工作的改革确实围绕以人为本的服务宗旨，让患者得到实惠。积极有效的宣传教育可引领护理人员积极地、正向地、坚定不移地开展护理工作。护士长应有计划地组织护理人员参加与护理专业有关的教育培训，在培训计划实施的过程中要针对不同层次、不同岗位的护士，对其进行有针对性的课程安排。通过培训与教育，护士提高护理服务的水平，成为合格的护理人才。

三、代表者

在临床护理的实践中，护士长的一言一行、一举一动对护理人员均有较强的示范作用。护士长应该是科室护理人员的楷模。

护士长应做遵守规章制度的典范，不能因为自己是科室领导，就凌驾于制度之上。只有护士长自觉地遵守制度，其言行一致才能得到护士的尊重和信赖。同时，护士长也是一名临床护理人员，在护理具体的患者时，应充分体现以患者为中心的服务理念，关心患者、爱护患者，认真地做好每一项操作。当患者有事呼叫时，护士长应在第一时间来到患者身边查看、解决问题；当患者因身体不适而频繁寻求帮助时，护士长能做到耐心、细心地为患者解决问题，直到患者满意为止，而不是厌烦和推脱。护士长在工作上如此，在生活上也要对护士有正向的引导作用。护士长首先要做遵纪守法、正直向上、热心善良的社会人；对集体活动，要带头参与，不因个人原因随意取消已经计划好的活动或临时不参与。护士长在工作和生活上的所有的正向行为对护士均有良好的宣传示范的效应。

四、冲突处理者

护理工作是一项很复杂的服务过程，需要与患者、患者家属、各类医务人员以及不同的科室打交道，冲突是难以避免的。护士长作为管理者，面对冲突的发生既不能逃避，也不能视而不见，而应深入了解冲突发生的原因，采取有效的措施加以化解，并学会从冲突中了解人们的需求，改善条件和组织结构，协调人与人、组织与组织之间的关系。

护士长要善于发现问题隐患，及时解决问题和改进工作，将不良事件的发生率降至最低。当问题发生时，遵循不良事件的处置流程，首先避免对患者或护理人员可能造成伤害的行为的继续，积极协调相关人员开展救治工作。事后认真查找原因，善于从管理的角度找出不足并加以改进，而不是一味地追究个人原因。在护理管理的过程中同等维护患者和护士的尊严，同等主张患者和护士的权利与义务，使得护患双方共赢。

五、资源调配者

每个护理单元的资源会根据服务对象、服务种类、服务项目的不同而进行设置，特别是人力资源的调配。护士长要根据床位使用率、手术量、危重患者数、抢救患者数等合理调配不同级别、不同岗位的人员，实施弹性排班，确保人力资源的合理使用。如何遴选、排班，如何调配不同能力、不同性格的人员合理搭班，才更有利于护理工作的开展并保证质量，这是护士长应持续学习、提高的一项管理技能。在保障护理工作正常运行的状态下，护士长应照顾到护士的需求，合理安排休息和工作的时间，尽可能满足护士的合理要求。

六、监督者

护士长要监督并审核病房的各项护理活动与资料。护士长应经常巡视病房，收集患者的病情信息，检查护理计划的实施情况，查对、处理医嘱，检查每班护士的交班记录、技术操作、护理质量，听取医师、患者及其家属的反馈，监督各项规章制度的落实，促进各项护理活动顺利进行。

七、计划者

护士长要规划病房的护理业务，制订年度、季度和月度工作计划，提出工作改进方案，以促进护理质量的提高；协助护理人员制订、修改患者的护理计划；提出修改与病房有关的规章制度、护理人员岗位职责的意见和建议等。

八、协商谈判者

护士长应经常与有关部门的人员进行正式、非正式的协商和谈判，如向上级申请调整护理人员，增添医疗仪器设备，改造病房环境，讨论护理人员的培训计划、福利待遇、医护协作问题等。

九、教育者

病房是实施患者健康教育最直接的场所。护士长要巡视病房，召开患者会议，开展某些教育项目，向患者及其家属进行护理指导、健康教育。另外，护士长是护理人员、进修护士、护士业务技术的指导者和教育者。

十、变革者

护士长是医院临床第一线的管理者，有着丰富的基础护理的管理经验，最能发现护理管理上的问题，对病房的护理管理有一定的权威性，在病房护理的服务模式上有较大的自主权，可以大胆变革、创新，提高护理服务的质量。

护士在转变成新护士长的这一过程中，通常会面临着巨大的压力和挑战，可能存在的问题包括工作思路混乱、领导力薄弱、人际关系处理困难、管理工作效率低等，最终对临床护理管理质量产生严重的影响，从而难以胜任护理管理的工作。因此，如何提高新护士长的综合能力以帮助其尽快适应工作岗位，已经成为管理领域研究的热点问题。随着医疗卫生事业的不断发展，患者人数及其信息持续增加，护理人员的队伍不断壮大，其职位分工更加合理化、科学化，新护士长作为护理管理一线的重要角色，面临着更多的压力和挑战，对护士长的能力的要求也在同步发生着变化。目前，对于新护士长需要具备的能力无统一的标准。

研究指出，新护士长的核心能力是指承担起这一角色职能的知识、技能、素质和职业精神等的基本能力，是临床护士胜任护士长工作的前提。其核心能力可归纳为临床护理的管理能力、临床专业技能、护理科研能力、护理教育能力、人际关系能力。而护士长岗位胜任力是指担任护士长这一特定角色所需要具备的特征的总和。同时也有研究指出，护士长岗位胜任力模型能够更全面地反映护士长应具备的各项能力，评价标准从关注以岗位为主的传统方式转变为注重个人的能力、思维、特质、知识、技能等全方位的新型评价方法。新护士长所需要的岗位胜任力包括人际沟通能力、领导能力、决策能力、组织能力、学习能力、临床专业能力等。由此可见，护士长所具备的相应能力应顺应时代和科技进步的需求、医疗卫生改革和发展的不断变化与进步。

沟通是人与人之间的信息交换，是把信息传递给别人，是把成员联系在一起，以实现共同目标的手段；是一个双向、互动反馈和理解的过程。有效的沟通使双方能准确理解信息，运用沟通技巧，解决矛盾。利用良好的人际关系相互影响，不仅有利于工作开展，而且有利于提高人员的基本素质和增强科室的凝聚力，从而促进科室的精神文明建设；同时，通过相互沟通，处理和协调好人际关系，是提高工作效率、实现护理目标和自我价值的基础。在护理管理的工作中，各项工作都涉及沟通。沟通对于提高工作质量、提高管理效率、减少医疗纠纷等都有非常重要的作用。也有研究进一步指出，有效的、规范的、标准的沟通模式可促进医务人员之间进行安全有效的交流，尤其是在交接过程中，标准化的交接沟通可减少或消除交接过程中的安全隐患，使患者的信息及时、完整地传递出去，从而确保患者安全，减少医院不良事件的发生。护患沟通能力是护士在与患者沟通中所表现出来的沟通知识、技能和态度的整合，是建立治疗性护患关系必须具备的岗位职业能力。有学者认为，护理人员应具备的第一素质就是沟通能力。世界卫生组织对 21 世纪医护人员核心能力的要求之一是与患者及同行的沟通交流的能力。中国医院协会在 2014年度曾提出的患者十大安全目标之一是"加强医务人员有效沟通，完善医疗环节交接制度，正确及时传达关键信息"。可见，护理管理者不仅要与患者建立良好的沟通，还要同其他医务工作者进行有效沟通。

然而，新护士长在沟通中会存在以下的问题。

1. 只注重工作效率而忽视主动沟通：年轻护士长的工作积极性高、责任心强、学历高、专业理论强，但管理实践弱，缺少管理技能和沟通意识，在工作中只是简单地做到上传下达，不善于主动沟通、发现护士的意见。

2. 沟通中缺乏沟通技巧：新护士长因为年轻气盛、讲话较冲，对沟通对象不够尊重；遇事操之过急，多站在自己的角度想问题；急于表达主观意愿，无法耐心倾听，出现矛盾时不善于控制不良情绪，甚至发生正面冲突。

3. 沟通对象多，缺乏针对性：护士长作为基层管理者，沟通对象有科主任、医生、护士、患者及其家属、工人以及职能科室各种人员等。不同的沟通对象有着不同的文化层次、年龄结构及心态，新护士长在沟通中往往缺乏针对性。针对目前的新护士长沟通中存在的问题，培养其沟通技巧，对提高新护士长的沟通能力是非常重要的。

本书深入浅出地讲解了新护士长在临床的实际工作中真实的沟通技巧和案例，对提高新护士长的沟通技术有较好的启发。

（徐 宁）

参考文献

[1] 肖余春.组织行为学 [M].北京：中国发展出版社，2006：80.

[2] 国家卫生健康委员会.全国护理事业发展规划（2021—2025 年）[J].中国护理管理，2022，22（6）：801-804.

[3] 李继平.护理管理学 [M].北京：人民卫生出版社，2008：10-11.

[4] 李荔，闫丽娥，张华，等.新聘任护士长护理管理角色认知现状的质性研究 [J].中华现代护理杂志，2015（16）：1952-1954.

[5] 梁宇涵，马敬东.新护士长工作准备度量表的研制及信效度检验 [J].中华护理杂志，2022，57（3）：325-330.

[6] 张艺鸣，段志光.论护士长核心能力的研究及评价 [J].护理研究，2017，31（9）：1077-1079.

[7] 刘捷，赵滨，李艳玲，等.护士长岗位胜任力模型的研究现状 [J].中华护理杂志，2016，51（5）：609-613.

[8] CHANG Z X，YANG G H，YUAN W. Competency-based management effects on satisfaction of nurse and patients[J]. International Journal of Nursing Studies，2014，1（1）：121-125.

[9] 刘晓黎，吴晓舟，李硕，等.基于岗位胜任力的护士长分层培训体系构建 [J].护理学报，2021，28（2）：10-15.

第 2 篇

个　论

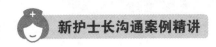
第1章
新护士长与下属的沟通

案例 1
如何练就宽广的胸怀？

情景再现

　　王护士刚承接科室临床总带教的任务，用心地安排日常护理实习的带教工作。但最近发生的一件事，却让她对护士长的批评感到十分的委屈。

　　一天上午，15 床患者向护士长投诉：昨天晚上，前半夜护士没有给她用药。护士长一听就着急了，立刻去电脑上查询 15 床患者昨晚的用药记录，发现确实没有用药记录，随后立即拿起电话打给王护士。

　　护士长（怒气冲冲）："昨天是怎么回事？15 床患者的药怎么没用？作为总带教，你怎么没有做好查对？"

　　王护士："昨天的药都是由张护士负责的。昨晚需要用药的一共有 4 个患者。我只记得 39 床的药因为患者离院而退掉了，其他的得问问她。"

　　护士长："你不是总带教吗？昨晚，你和张护士一起上夜班，怎么没有做好查对监督的工作？"

　　王护士："张护士已经入科都快一年半了，各项独立顶岗的考核都已通过，按要求，她已经能独立顶岗了，她又不是实习生，做事情还需要我一直盯着吗？总不能她出了任何问题，都来找我吧？"

护士长："张护士作为科室的新同志，虽然她都已经通过各项独立顶岗的考核，但总归在慎独方面和遇事时缺乏经验，我安排你们一起值夜班，就是想扬长避短，保证患者的安全。就目前这个情况来看，她在工作中缺乏慎独精神，而你身为总带教，监督落实不到位，说到底你也有责任。"

在家休假的王护士觉得十分委屈，电话那头的护士长"啪"的一声挂了电话。那一刻，王护士心里萌生了辞掉总带教的念头。

挂完电话的护士长立即又给当事人张护士打电话。

护士长："小张，昨天是怎么回事？15床家属一大早就找我投诉昨天晚上前半夜没给患者用药！"

张护士回忆了一下前半夜的情况，回答道："领导，昨天晚上，值班医生向我交代，15床患者的药物暂时先不用，等第二天早上主管医生查房后再决定是否继续使用。"

护士长："那就这件事，你有和患者家属做好解释吗？有没有跟下一班护士做好交接？"

张护士："昨天一直在忙着接手术患者，我后来就忘记了。"

护士长："小张，你来科室也已经一年多了，各项独立顶岗的考核也都是通过的，这么简单低级的错误不应该发生，在今后的工作中需要加强慎独精神，保证患者的安全。"

张护士："好的，护士长，我会从这件事中吸取经验教训，下次不会再犯。"

挂了电话以后，护士长在脑海中梳理了整件事，发现冤枉了总带教王护士，但她也没有和王护士做进一步的沟通。

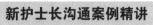

问题思考

1. 针对这件事情，护士长和护士在沟通上存在哪些问题？
2. 作为一名护士长，如何练就宽广的胸怀？

经验分享

问题查找

从护士长发现问题到与当班护士沟通这件事，存在以下问题。

1. 护士长与护士双方当事人都缺乏冷静。上级与下级之间暴力沟通，结果导致两败俱伤，双方内心都存有隔阂。

作为一名管理人员，发现了员工的工作有缺漏，首先应该心平气和、冷静对待，需要调查了解整件事情的来龙去脉，询问两位当班护士的事情经过，不能直接听信患者的一家之言，凭着情绪不分青红皂白，把护士骂一顿，这必然会伤害护士的感情。

2. 每个科室都有新入职护士的规范，作为总带教的王护士，按科室的要求带教好新入职的张护士，在张护士出科考通过后，应该把自己的职责与新入职的张护士分清楚；张护士已经入科一年多，早已完成了出科考试，此时她所犯的错误，按理不应该是总带教王护士的责任。为此，王护士也感到十分委屈，觉得那么长时间的带教工作毫无意义，得不到认可，于是便有了不满与委屈的情绪。

14

3. 当护士长了解了整件事的真相后，虽然已发现自己是错怪了总带教王护士，但她后续没有做进一步的沟通去化解误会。面对错误，护士长需要勇于承认，工作中也要听取不同的意见，利用管理者角色来约束自我情绪冲动，用稳定健康的心态去看待和处理周围的一切，才能使所有的矛盾由大到小、由小到无。

这件事告诉我们，无论是管理层人员还是职员，在工作中都不能用情绪解决问题。著名的马歇尔·卢森堡博士曾发现一种名为"非暴力沟通"的沟通方式，明确指出言语上的指责、否定、批评、随口评价会给人们带来情感和精神上的创伤，甚至比肉体的伤害更加令人痛苦（王护士想辞掉总带教的念头就是最好的例子）。科室出现问题后，护士长应与当事人理智地分离事件与人本身的关系，首先尊重人本身，再谈论事情的前因后果，用理智、同理心和爱来解决实际工作中出现的问题，建立更好的合作纽带关系，而不是用抱怨和指责来加剧团队人心的分裂。

▶ 如何练就宽广的胸怀

第一，护士长要敢于正视自己的怒气，心平气和地多从别人的角度考虑，这样就能避免很多不必要的矛盾和麻烦。

在管理的过程中，护士长应经常提醒自己摒弃不科学的管理方式，对护士应一视同仁，尊重护士的人格，对护士偶尔出现的缺点、错误，应捕捉适当的时机进行启示、引导、教育，尽量不当众批评，应选择适当的场合进行批评、教育、谈心。对技术不全面的护士，应给予耐心指导；对生活有困难的护士，应给予人

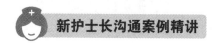

文关怀，伸出援助之手，并尽量满足护士的合理要求。

第二，护士长要拥有自我调节的能力和良好的心理素质。

护士长的工作繁多而又琐碎，不仅要负责病房的管理工作，还要处理科室的行政事务，协调医护关系、护患关系和科室之间的关系，难免会产生一些矛盾和摩擦。而各级领导及医护人员会从不同的角度评价护士长的工作。护士长在自己的工作得不到大家的认同时，容易出现心理失衡，会直接影响工作情绪。这就要求护士长学会自我心理调整，培养良好的心理素质。护士长要有博大的胸怀，以平常心对待别人的评价，同时要时刻进行自我评价，满怀信心地面对未来。

第三，防范差错，从勇于承认错误开始。

护理工作的质量直接关系到患者的安全，但再谨慎的护理人员也会出错。一旦发生差错，如果一味地责备、批评、处罚，可能会使部分护士不愿主动将自己工作中的错误上报，怕上级、同事对自己失去信任，怕被惩罚、批评等，导致更多的患者的安全受到影响。护士长应该倡导主动报告不良事件，这对促进医疗安全以及减少各类差错、事故的发生有着重要的意义。

建立让大家勇于分享错误教训的管理机制，及时收集和反馈错误信息，重点分析哪些环节容易发生错误，哪些错误是可控的，哪些是由于系统原因导致的。鼓励大家分享错误教训正是为了营造一种安全的文化，使我们对传统偏重处罚的管理模式进行再评价，为管理者进一步识别差错产生的原因、制定更加科学的防范措施、避免差错再次发生提供新的思路。

专家点评

1.本案例反映出护理管理中比较普遍存在的沟通问题，从中吸取教训，对改善护理管理很有意义。

2. 护士长与两位护士进行有关患者用药投诉的电话沟通，在没有完全了解事实的情况下，就直接批评王护士，这显然是错误的沟通方式，也反映出护士长对员工职责的分工掌握不准。

3. 护士长在了解事情的经过、核对事实后，应该主动向王护士诚恳道歉，这是拓展"胸怀"的最佳方法。

（徐　宁）

参考文献

[1] 许爱丽. 企业管理沟通的影响因素及对策研究 [J]. 中国商论，2020，24：27-128.

[2] 马歇尔·卢森堡. 非暴力沟通 [M]. 阮胤华，译. 北京：华夏出版社，2018.

案例2　你知道"榜样"的力量吗？

情景再现

新冠疫情防控常态化时，科室人员经常外出支援，导致科内上班的人员减少。某病区护士长向大家提出三点要求：一是休班的同志要在家好好休息，否则就没有精力和体力来上班。二是要注意加强锻炼、增强体质，现在住院患者多、科内上班的人员少，不要让自己病倒了。三是有任何工作上或者家庭上的困难，及时提出，大家一起帮忙解决。

某日，张护士接到核酸采样的外出任务，恰巧遇到家里小朋友生病，但无人照顾。

护士长:"小张,这次外出支援至少需要 2 周,我知道你家里的情况。你就留在科室,我替你去完成采样任务。"

张护士:"护士长,真的很感谢您。"

旁边的李护士听到后,自告奋勇地说:"护士长,您已经连续上了 3 个夜班了,还是我去接采样任务吧。"

王护士接着说道:"护士长,您最近一直顶班,辛苦了,您留在科室看家。我单身,家里没有负担,我也可以去支援。"

……

全体成员坚守阵地,越是艰难的时刻,越要精神抖擞地战斗下去。该护士长的这种工作态度,给科室成员树立了良好的榜样。

问题思考

1. 如何快速地在科室内树立护士长的威信?

2. 作为一名护士长,如何在科室树立榜样,展现良好的品德修养?

经验分享

护士长是科室里最主要、最具有决定性的管理者之一,其管理效率的高低、质量的优劣直接影响着医疗水平的高低和患者的安危。护士长的威信,不是上级赋予的,也不是自认的,而是靠扎实的工作、令人信服的工作成果以及个人的品德修养建立的,这就要求护士长具有现代化的创新思维和健康的体魄,在任何时候都要自尊自爱、严于律己。案例中的护士长在日常的工作中以身作则,在生活和工作中时刻关心护士,在科室的艰难时刻更是挺身而出,主动做好表率作用,是科室护士的榜样,让大家信服。作为一名护士长，除应具备一定的管理能力及水平外，还应汲取祖国文化中的仁、义、礼、诚、信等方面的积极因素，管理能力才会得到不断提高。

1. 以仁悦人，严于律己

护士长要折服人心，就必须有仁的品质，以仁悦人，仁爱宽厚。在原则问题上，态度鲜明，决不迁就；但在细枝末节上，则豁达大度，不予计较。护士长应从品格、才能、知识、感情等因素中增强非权力性影响力。非权力性影响力既没有正式的规定，也没有上下授予的形式，属于自然影响力，能够潜移默化地起作用，使被领导者从心理上信服，从而产生服从和尊敬，愿意跟随。人是有思想、有感情的高等动物。任何的领导活动都不可避免地需要进行领导者与下属之间的思想和感情传递。护士长要对下属关怀体贴、以情动人，关心下属的前途，在工作和学习上鼓励其冒尖。否则，总怕别人超越自己，害怕同行之间正当的竞争，就不利于个人的进步和内部的团结，更不利于工作的开展。要有理解和容忍别人的大度，以虚心诚恳的态度听取领导及护士对自己的评价，多与上级、下级沟通，公平公正地做好考评工作。只有以身作则，形成一定的非权力性影响力，才能更好地行使自己的管理职能。

2. 以义引人，公正无私

护士长要折服人心，就必须以义引人，公正无私。应具有现代化的价值取向和牢固的专业思想、现代化的思维和体魄、现代化的知识和理论以及熟练的操作技能、现代化的情感方式和文化性格特征。宽容待人就是能容人之短，但容短并不意味着姑息，对共性问题在会议上指正，对个人的问题进行个别的批评、开导、帮助。宽容就是不计较，能够容忍别人的错误或者是不同的观点，工作中出了问题时要主动承担责任，关心下属的生活、健康、婚姻、家庭，做下属的知心朋友。满足下属对公平待遇的正常需求，赢得他们的信任，绝不能因私人交情而厚此薄彼。

3. 以礼待人，勇于实践

渴望得到尊重，不仅是人们普遍的心理需求，也是人们主人翁地位的必然要求。护士长要折服人心，就必须尊重下属、以礼待人。要把下属当作朋友；要尊重下属的人格，维护下属的正当权益；护士长的待人态度是非权利性影响力中的情感因素，起着很重要的作用。护士长是基层管理者，在科室内，既是决策者，又是监督者，有时还会是执行者。这就要求护士长把主要精力放在工作的策划、督导、质量评估以及业务的重点和难点上，绝不能以简单的工作方式以权压人。例如：有一位护士长在排班时，没有说明这样排班的理由，而是以"我是护士长"为理由命令护士强行遵守，引起护士的不满和反感，导致人人自危。正当的意见和建议不能得到公开讨论，这对领导而言是非常危险的。显而易见，护士长要时刻牢记以礼待人，应用严谨的科学态度、高度的负责精神、精湛的专业技术，以理服人，才是建立良好的人际关系、增加科室凝聚力、扮演好管理角色的关键所在。

4. 以诚待人，增长才识

人的素质是有一定差别的，下属往往在学识、能力方面与领导者有某些差距，在执行决策中会遇到不少的困难，希望得到领导者的指导、帮助。护士长要折服人心，必须以诚待人，乐于助人。指导工作应做到动之以情、启之以思、晓之以理、示之以知。德才兼备，是对领导者的最基本的要求。这就要求护士长必须才华出众、以才感人。要勤于学习，扩大知识面；要勇于实践，以科学的理论指导实践，在实践中增长才干；要善于总结，发扬优点，纠正缺点，做一个学识渊博、才华横溢、见识过人的护士长。

5.以信处人，奖罚严明

作为下属，最担心的是领导者言而无信，赏罚不明。护士长要折服人心，就必须以信服人，讲信用，守信用。说起的，一定要做到；做不到的，不要随便承诺。一个组织只有建立健全各种规章制度，以制度管人，才能有规范的行为、良好的习惯、正常的秩序、高效的工作。这就要求护士长必须以规章管人、依法治人，在纪律面前人人平等，奖罚严明，主动减小并尽量化解自己与护士以及护士与护士之间的矛盾，为护士创造一个良好的工作氛围，做好护士的表率。

6.以和聚人，友善相处

团结出战斗力、出凝聚力、出生产力，做管理工作也应讲究一个"和"字。护士长的自律行为应该是以和聚人，善于协调，以理服人；要有爱才之心、求才之渴、容才之量、护才之魄、举才之德；护士长要折服人心，必须有健康的体魄和良好的心理素质，保持乐观向上的精神状态，有较强的求知欲。一个科室能否在激烈的竞争中赢得社会及广大患者的赞誉，关键是群体成员是否具备了积极进取、勇于开拓、不折不挠、勇攀高峰的精神。护理工作细而明确，同时相互之间的连续性、整体性很强，临床护理工作的交接、患者病情的交接、医疗器械的交接等，稍有疏忽就可能给患者造成伤害。所以，护士长要充分了解下属的气质和性格特点，采用不同的交谈方式，在作结论性意见时，措辞要有分寸，表达要谨慎，不讲损害护士自尊心的话，并协调好人际关系，减少不必要的误会和摩擦。如果人际关系紧张，内耗增加，就难以完成护理目标。只有使护理队伍处于人和状态，才能发挥合力作用，齐心协力向着一个共同的护理目标，高效率地完成护理任务。

护理是一门艺术，护理管理更是艺术中的艺术，正自己、宽他人、善相处；自律行为是护士长的品质素养及塑造其重名誉、守信用、讲道德、敬职业的现代情感方式和文化性格特征的关键所在，护士长除了要更新观念外，还应从古今中外的传统文化中汲取丰富的营养，进一步提高护理管理的水平。

专家点评

1. 护士长在疫情防控的严峻形势下，在全体护士都承担繁重的日常临床护理和应急临时核酸采样的双重任务下，提出"三点要求"，体现了护士长关心护士、倡导团队相互协作、互相关心的团队精神，展示了护士长领导团队的艺术与智慧。

2. 在护士遇到家庭困难的时刻，护士长勇于担当，率先垂范，作出了表率，以实际行动激发了全体护士"逆行"的抗疫精神，并带动了他们的抗疫行动。

（徐　宁）

参考文献

[1] 孙瑞玉，张赛赛. 榜样教育：发生、偏向与回归 [J]. 当代教育科学，2020（10）：72-77.

[2] 赵子林. 自媒体时代榜样教育的新特点与新机制——基于"最美人物"现象的思考 [J]. 思想理论教育导刊，2019（9）：120-124.

[3] 柳礼泉，陶珩. 论榜样文化传播的话语困境及表达方式创新 [J]. 思想教育研究，2020（1）：110-115.

案例3 如何尊重你的下属?

● 情景再现 ●

刚参加工作 1 年的王护士，在工作中经常出现一些错误。今天因为收治的患者比较多，王护士忘了更换患者的饮食卡，遇到护理检查被扣分，责任组长将情况汇报给了护士长。

护士长："小王，你下班到我的办公室来一下。"

王护士很难过："好的。我忙好就过来。"

王护士在下班后延迟了半个小时才来到了护士办公室。

护士长："小王，你已经工作快 1 年了，还是这个样子，东落一点西落一点。你这样子怎么定职?"

王护士难过地低下了头："护士长，今天收的患者比较多，我还没来得及换就来检查了……"

护士长："这是理由吗?"

王护士红着脸，不知道怎么说……

问题思考

1. 针对护士犯错误，作为护士长应该怎么处理?

2. 如何做到和下属平等沟通、尊重下属?

● 经验分享 ●

尊重的基本意思是尊敬、重视，古语是指将对方视为比自己地位高而必须重视的心态及言行。现在已逐渐引申为平等相待的心态及言行。尊重他人是一种高尚的美德，是个人内在修养的外在表现。尊重他人也是一种文明的社交方式，是顺利开展工作、建立良好的社交关系的基石。对上级、下级尊重，有利于对上负责和对下负责的一致性，有利于密切干群关系，有利于团结合作，有利于提高工作效率。那么在工作中如何体现尊重呢？首先，作为护士长，要了解科室的护理工作是由科内全体护士共同努力、连续不断地工作来共同完成的，每个护士的工作状态以及工作质量都直接影响着科室整体的工作质量和效能。平时，护士长要善于观察，了解每个护士，掌握其思想、生活及工作状态，经常与其谈心，交流思想、交换意见，及时采纳他们提出的合理化建议，及时解决他们存在的问题，缓解他们的心理压力；要知人善任，使每个护士都能感受到在护理集体中存在的价值和意义，要真诚地关心、爱护他们，合理排班，要在不影响工作的情况下尽量满足他们对学习和生活的特殊需求，并尽力创造有利于他们外出学习、职称晋升等方便的条件和机会。

▶▶ 怎样沟通会让下属感觉到被尊重？

第一步：平等对待，放下架子。

询问过程时应该描述事实情况，而不是以教训的口吻不分青红皂白地进行批评，用时时更新的眼光去看人，而不是用以往的印象来评判一个人。

第二步：善于倾听，不要打断。

不论是面对谁，在交谈中一定要注意倾听，即使觉得对方说得没道理，也要耐心听完，这是以示尊重的体现，也是顺畅沟通的良方。交谈中要积极反映，不要轻易反驳；要全神贯注，不要一心二用；要耐心听完，不要贸然打断。

第三步：赏罚分明，注意方式。

带队伍就像行军打仗，赏罚分明才能有令必行，激发主观能动性。赏罚要注意方式方法：表扬不及时，容易凉了人心；批评不及时，容易偏了方向；批评时，人越少越好；表扬时，人越多越好；利于病的良药不都是苦口的，利于行的忠言没必要逆耳，就事论事，切忌翻旧账，甚至由事及人。

第四步：私下和善，于公严肃。

私下，与下属同乐，称兄道弟；在公共场合，严肃认真，眼里不揉沙子。这是刚柔并济的御人之道，如果只有一面，要么威严不足，下属滋生怠慢之心；要么过于严苛，大家倍感压抑。在不同的场合拿出不同的姿态，才能让人既亲近又敬重。

▶▶ 如何让下属感受到相互尊重？

强化管理者的人格魅力的重要手段就是相互尊重，总结起来有以下这些方面。

第一，不能有级别感、优越感。

无论是什么样的医疗单位，都是由广大员工组成的。在人格上，管理者和员工都应该是平等的，他们只是在各自的岗位上扮演着不同的角色而已。因此，员工也是你的工作伙伴，你应该称他们为"同事"，这是尊重的问题，而不仅仅是称呼的问题。

第二，善于发现下属的成绩。

在工作中，下属的工作热情会因为被肯定之后变得更多，所以，肯定应该多于批评。不可以乱骂下属，他们会因为受责备而丧失信心。下属的自信心是要靠你的肯定来激发的。自我期待和自我表现是成正比的。所以，尽量用建议来取代责备，这样会取得更好的效果。

第三，要尊重下属的私人空间。

医院的工作总是很忙碌的，经常遇到因加班抢救患者而不能下班的情况。如果管理者也这样参与抢救，与同事一起加班，并表现出对加班者的赞赏和感谢，那么员工就会效仿，和同事互相帮助，加班就不会有怨言。

当然，管理者以身作则、树立典范是对的，但这并不代表着，你做的每件事也要求员工们一样做到。管理者不要希望用同等的工作状态来要求下属，总要求他们加班，希望他们回家后也能不忘工作，希望员工可以牺牲家庭来换取工作，甚至将所有的重心放在工作上，这是不对的。享受工作是大部分员工所向往的，而下班后他们便希望暂时忘掉工作，享受家庭的温馨，而不是持续挂念工作。

第四，在尊重的基础上相互包容。

你可以在内心不认同别人的生活方式，但没有权力贬低别人，对于别人与你的不一样之处，你要学会接受。在你工作的地方，总会有各种各样的人，他们的背景不同、性格不同、生活经验不同。对于这种个体的差异，要相互尊重、相互包容。能包容不同性格的人的领导才是好领导。每个人都是不同的，但都会对你的工作有独特的贡献，你不能只用一种人、用一个方法来做事。作为管理者，你要懂得管理方式要因人而异。要承认人类最大的特点是人与人之间存在着差异，克服自己的偏见，这样才能使整个团队更加和谐，工作起来更加有效率。

第五，下属有与你不同的意见时，你也要给予尊重。

一般的管理者会因为认为下属能力不足，他们的意见没有参考价值，而不愿意听取下属的意见，这是错误的做法。即使下属在某些方面不如你，但这并不代表他们的意见没有可取之处，甚至有些意见可以为你的方案起到补充作用，或者你能通过这些意见了解到下属在工作中持有的心态及要求。总之，你很有必要倾听下属与你不同的意见。因为一个人考虑问题不可能那么全面，况且，如何做成一件事很少有标准答案，但只要最终结果是你想要的，没准就是一个好办法。如果大家能齐心协力完成一个任务，这才是最值得高兴的事情。

第六，尊重下属的选择。

选择工作是下属的自由，不要将辞职当成背叛。他们来到科室，那么你就有义务帮助他们个人成长；但他们选择离开，你却没有权力指责或阻挡。千万不要认为下属的成长是你施舍给他们的恩惠，进而要求回报。应完全能够并愿意接受员工的选择。下属提出离职时，你要对他的这种选择给予尊重，并真诚地祝福他的未来。从对待离职的态度上，我们可以发现一个管理者是否具有雅量。

专家点评

护士长："小 A，今天的患者较多，工作辛苦了！和我说下今天检查扣分的情况，好吗？"

大家可以比较护士长的不同的开场白带来的不同的沟通效果。建议护士们应用角色演练的方法进行练习。在日常的护理工作中，本案例是具有代表性的沟通事例。从本案例学习沟通中的相互尊重，可以提升我们日常沟通的水平和效果。《非暴力沟通》提出："让尊重、理解、欣赏、感激、慈悲和友情……来主导生活。""我们既诚实、清晰地表达自己，又尊重与倾听他人。"要实现真诚的沟通，相互尊重对方，既是沟通的大前提，也是沟通促进人际良好关系的目的。

（王　盼）

参考文献

[1] 蔡方方，李丽丽，黄志红，等.职业尊重感和工作投入在急诊科护士体面劳动感知与创新行为的链式中介效应 [J].护理学

报，2023，30（18）：17-22.

[2] 刘慎梅，刘沛君.人性化护理能力和职业尊重感在护士体面劳动感与责任知觉间的链式中介效应 [J].护理学杂志，2022，37（15）：12-16.

[3] 丁杏，邓淑霞，甘琳，等.临床护士职业尊重感在专业自我概念与职业应对自我效能间的中介作用 [J].护士进修杂志，2023，38（17）：1548-1553.

案例4 如何做一个有亲和力的护士长?

情景再现

交接班后，护士们在一起偷偷讨论刚上任的护士长，被刚刚经过的护士长听到了以下的对话。

A护士："××原来是我的老同事，现在调来我们科做护士长，她说话的语气和音调都变了，有些高高在上，俨然一副'我是领导，你是平民'的腔调，让人感觉特别不舒服。"

B护士："是啊，我们的护理部主任做了那么多年了，也没像她那样!"

C护士："晨会一开就是近1个小时，她滔滔不绝地高谈阔论，我们的活都来不及干了。"

A护士："是啊，最忙的时候也不来帮忙，她就坐在办公室里。"

1. 如果你是这个护士长，你会怎么做？
2. 如何做一个有亲和力的护士长？

经验分享

一个新护士长在上任后就听到了不同的声音。这些声音是忠言逆耳还是对新护士长的"故意刁难"？是直接找护士进行辩驳？还是坐下来先自我反思，然后再根据自己的判断采取后续行动？

对于护士们提到的问题，我们一一来进行分析。A护士认为刚上任的护士长的"语气、语调都变了"，说明护士对此有了不适感。护士长在护理管理工作中展现出的语言性沟通，体现出的是管理者良好的职业素质。有的护士长说话的语气温柔，有的说话亲切，有的说话平淡，有的直白无遮。毫无疑问，护士们对于人际沟通的主体——护士长，期待她在日常的护理管理活动中，能以一种温和的语气对自己说话，这样的护士长更容易被人所接受。其次，B护士将新上任的护士长和自己理想中的护士长做了对比，虽然不一定存在可比性，但是也反映了新护士长在护理管理活动中并没有太注意自己的言行。语气不仅仅是人际沟通中简单的技巧问题，它还关系到科室内部的环境和气氛。通常的意义下，一个管理者用商量的语气和自己的下属交谈会比用命令的语气起到更好的效果。护士长在工作环境中，对自己的下属和同事提出要求或交代任务时，应尽量做到语气温和，表示出自己是和她们在同一战线上的"战友"。C护士认为晨会1个小时太久了，影响了工作。对于这个1小时是否合理，我们没有办法评价，但是如果影响了工作的进度和满足患者的需求，那么这个 1 小时还是值得商榷的。作为新护士长，在了解科室运行流程后适当地安排晨会时间，能让护士觉得护士长是在考虑工作的需求，并深切地体会到彼此的感受，互相体谅。这样在以后面对困难时，为了共同的目标，达到共同的利益，护士们才会齐心协力。

那么，我们现在就不难理解新上任的护士长所需要的亲和品质的重要性了。

针对上面的情况，护士长可以这样做。

1. 情绪稳定，态度诚恳，找当事的护士了解情况，找到问题所在。如果是误会，可以直面说明，做到有则改之，无则加勉。

2. 在了解情况的过程中，用心倾听，勿打断，认真思考，必要时适当记录。

3. 对于合理的建议，要虚心接受；认为不妥的，可和大家一起商量，从大局出发来适当改进。

4. 在晨会上或科会上简单扼要地对之前的行为做解释，并营造科室"有问题就提，有意见就说"的良好氛围。

5. 不仅找当事的护士聊，也可以不定期地找其他护士谈话，看看自己在工作中有哪些问题。

护士长做事应脚踏实地，一步一个脚印，凡事都从临床的实际需求出发，并兼顾大家的感受，目的就是让患者、家属及护士群体真正受益。护士长要有清晰的目标，会和大家一起商讨制订切实可行的计划，按部就班地去实施和评价。护士长应具有极强的沟通能力，而不夸夸其谈、巧舌如簧，总之就是讲实话、办实事、求实效。护士长还要有强烈的责任感，处处以身作则，当获得成绩时，总是把团队放在前面。在科室里，护士们从来都不是下属，而是同一个战壕里并肩作战的战友，内心有"护士长是为大家服务"的理念，尽力照顾到每一个人的感受。护士长要能够敏锐捕捉到大家的不良情绪，并通过妥善疏导、沟通，探究其背后的原因，然后及时予以帮助，直到解决问题。最后，护士长要对工作激情昂扬，从心底热爱护理事业；每天能量满满，用心至诚地去关心每一位患者及其家属。活力四射和积极乐观的护士长，能够在潜移默化中感染身边的人，激发护士们的热情。日子久了，每个人的心里都充满力量，心底也会生出更多的慈悲和善意。这样的护士长，让集体团结起来一点都不难。

可以理解刚上任的护士长急于求成的心情，但急于求成经常会导致欲速则不达。在管理中，运用恰到好处的亲和力，转变观念，树立新型的护理管理模式，为临床一线护士做好"服务"，解决实际的困难，缓解心理压力，提供轻松的工作环境。用制度管理和约束护理人员的工作行为，以亲和力团结与感染护理人员，以身体力行带动护理人员，以诚实守信赢得护理人员的尊重，用亲和、友善来凝聚团队的力量。

专家点评

1. 本案例对新护士长来说是很好的真实管理的素材，对新护士长的培训和学习有较好的启迪。

2. 新护士长在无意间听到护士对自己的"私下议论"时如何应对，是对新护士长的心态、格局及具体的管理能力的巨大挑战。特别是新护士长在"新官上任三把火"的心态下，容易做出"对抗性"的判断，导致与护士产生对抗冲突或隔阂。

（王　盼）

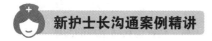
参考文献

[1] 徐鑫芬，骆宏，邵芳，等 . 聚焦解决模式在护士长沟通能力训练中的应用 [J]. 中华护理杂志，2010，45（7）：650–652.

[2] 路荣荣 . 护士长沟通技巧在病房管理中的价值分析 [J]. 中国医药指南，2018，16（18）：295–296.

案例 5 **正确的表扬形式**

情景再现

某病区，一位护士长正在查病房，5 床的家属拉住护士长，有了如下的对话。

家属："护士长，我要跟你反映一件事情，你一定要帮我感谢一下昨天晚上的那个值班护士，真是多亏了王护士。"

护士长："好的，阿姨，您能跟我说一下具体的事情吗？"

家属："昨天前半夜的时候，我老伴发高烧了，人很不舒服，一开始打了退烧针，也不见出汗。到了凌晨的时候，他终于退烧了，但出了很多汗，衣服、床单都湿了。他身上的管子又多，还有心电监护设备，正发愁怎么给他换湿衣服和床单时，护士刚好来查房。她看到了这情况，二话不说就来帮我一起给老伴擦好身体并换上了新的衣服和床单，还贴心地跟我说他现在的体温下来了，血压也平稳了，身上的管子都被固定得很好。她看我忙了一晚上，趁我老伴睡着了，让我赶紧休息，她会隔一段时间就来查看的，让我放心。我真的挺感动的。我是从农村来的，对很多东西都不懂，真的怕照顾不好，给你们添麻烦。住在这里让我很放心，真的太谢谢你们了。"

护士长："阿姨，谢谢您对我们的认可，我一定好好表扬这位护士。您放心吧，老爷子一定会顺利的。"

过了两天，王护士来上班了。护士长对王护士说："小王，你前两天上夜班的时候，5 床的老爷爷是不是情况不太好？"

王护士："是的，护士长。那天他主要是发高烧了，前面一直不退，后面才终于出了一身汗，体温也慢慢降下来了。他现在怎么样了？那天除了发烧，没别的什么吧？"

护士长："你别担心，他现在恢复得很好，也没有再发烧了。第二天，我去查房时家属跟我说了前因后果，让我一定要表扬你。"

王护士："这样啊，我好像也没做什么事。"

护士长："他的老伴很感谢你那天晚上的帮助，她觉得很温暖，在这里感受到了像家人一样的关心。她很感动，让我一定要将她的这份感谢传达给你。"

王护士："其实，我也就帮她一起换了床单、被套，安慰了她几句。原来这位阿姨还这么放在心上。"

护士长："是啊，有时候你不经意的一件小事，对患者及其家属来说却是意义非凡的。也要表扬你真的将'以患者为中心'的护理理念落到了实处，提升了患者的就医体验，也给科室的其他姐妹们树立了一个很好的榜样。再接再厉，希望你继续做一个有温度的美小护。"

问题思考

1. 对于患者家属对护士的表扬，作为护士长，该如何做？
2. 进行有效的表扬，我们需要掌握哪些技巧？

经验分享

查房是护士长每日的工作任务之一。在查房的过程中，护士长听到的都是患者及其家属最真切的体验和感受。其中，有对护士工作的肯定，也有对护士工作的不满。本案例中，听到患者家属对护士的高度赞扬，作为护士长，内心感到很欣慰。任何人都喜欢听到赞美的话，这其实是人类的本能。当你听到别人对你的赞美时，你会感到快乐和兴奋。因此，作为护士长，怎么去表扬和鼓励护士就变得非常重要。表扬可以让主动的员工更加主动，让被动的员工变得主动，让每一个员工都愿意为科室作出更多的贡献，从而提高员工的凝聚力，保持工作的高效性和有效性。

▶▶遇到有家属表扬护士，护士长可以这么做

首先，应对该家属表示感谢，谢谢他们对护士工作的认可，谢谢他们对护士这个职业的尊重及肯定。案例中的这位阿姨对我们的护理工作的肯定，能让我们的护士收获更大的职业成就感及价值感。

其次，护士长要及时对该护士作出表扬，表扬她切实把"以患者为中心"的理念贯穿到了护理工作中。案例中，护士长在事后第一时间与该护士确认了这件事，然后马上对她的这种行为作出表扬。护士听了也很开心，觉得自己的工作得到了患者和领导

的认可。而且，护士长在本月的科务会上陈述该事件，公开表扬，肯定该护士的工作，并鼓励大家向其学习。表扬时，事先不要通知被表扬的人，让其在无任何思想准备的前提下收到一个意外惊喜，这样可以很好地达到表扬的效果。表扬还要遵循4W1H的原则，就是when——时间；where——地点；who——人物；what——做了什么；how——如何做的。让表扬有理有据，以显示表扬的真实性，使表扬更具有说服力。

最后，科室要制定自己的激励机制，对于为科室作出贡献、承担着一部分额外工作、平时认真踏实、不计个人得失、经常受到患者家属表扬及肯定的护士，除了及时给予口头表扬，还应根据每个人的表现，适当给予经济或者物质上的激励。

▶▶ 有效的表扬，能获得意想不到的效果

1. 当众不提名表扬。团队成员有一个特点：如果在会议上表扬一种现象，而不是表扬某个人，很多人都会对号入座，认为自己就是这种现象产生的主体，所以，他们会觉得领导表扬的就是自己。因此，当众表扬一种现象，可以起到表扬很多个人的目的，鼓舞很多人的气势。非必要的话，一定不能直接提名。如果直接提名，起不到表扬的边际效应，还会使被表扬的人在所有的同事面前略感尴尬。当众提名表扬某个人，很容易将此人列为大家远离的对象。

2. 一对一口头表扬。这种表扬方式可以肯定员工当下的优秀的工作表现，并且鼓励其以后的工作。员工的工作激情往往来源于上司的肯定，而肯定的方式有很多种，比如升职加薪等重大表扬，而口头表扬也是一种重要方式。"假表扬、真鼓励"指的是某人的综合表现不是很出众，但属于综合素质相对较高的员工，因为种种原因一直没有发挥出最佳的状态，这样的人需要用鼓励

来调动工作状态，才能为我所用。面对面告诉对方：他的某种行为非常棒，只要继续努力，一定能够取得更好的成绩。

3. 赞美下属要真诚。真诚的赞美体现了领导者对下属的信任与沟通。人们往往不相信自己，认为自己没有什么价值，无法比现在做得更多、更好。领导者要对员工的能力有一种固有的信任，这种信任不仅仅是针对某一名员工，还适用于整个群体。真诚赞美的真正意图是要建立员工的自我信任——那种可以攀登最高峰的信任。真诚赞美的关键是让员工感觉"你是真诚的"，而绝非是基于一种模式化的虚伪的表达方式。真诚的赞美应建立在员工的优点之上。当员工面临重大的考验时，领导者给予他们真诚的赞美与鼓励，通过鼓励证明你相信你的员工有能力去面对考验，从而达到预期的工作目标。

▶▶ 表扬要把握以下几个分寸

一是赞人要快。员工的某项工作做得好时，领导应及时夸奖。如果拖延数周，时过境迁，迟到的表扬已失去了原有的味道，再也不会令人兴奋，夸奖就失去了意义。

二是赞人要具体。表扬他人最好是就事论事，哪件事做得好，什么地方值得赞扬，说得具体，见微知著，才能使受夸奖者高兴，便于引起感情上的共鸣。

三是赞人不要又奖又罚。应当将表扬、批评分开，不要混为一谈。如有其他做得不好的地方，事后寻找合适的机会再批评，可能效果更佳。

专家点评

1. 事情虽小，但温暖人心。护士细心周到的关怀，感动了患者及其家属的心。患者家属及时对护士长反馈感恩的心，请求表扬护士，体现了良好的护患关系。

2.护士长及时表扬护士，正反馈鼓励护士的热情态度和良好的行为，进一步肯定了护士的服务行为，同时促进了护理团队的精神氛围。

（鲍梦婷）

参考文献

[1] 王琦，潘志刚.医患沟通中关怀的力量 [J].英国医学杂志中文版，2021，24（10）：541-543.

[2] 张旭东，杨冬茹，刘庆，等.情感互通在医患沟通中的应用 [J].中华医学教育探索杂志，2019，18（5）：537-537.

[3] 刘艳华.沟通心理学 [M].天津：天津科学技术出版社，2017.

案例6　如何批评才有用？

情景再现

安静的下午，突然传来一阵争吵声，不知发生了什么事。护士长连忙起身走出办公室，听到了这样的对话。

患者家属："我儿子动完手术才回来没多久，为什么胸部这边这么痛？隔壁床都做完手术1天了，也没见他痛。医生怎么还不来？"

王护士："不是跟你说了吗？你儿子做的就是胸部的手术。手术回来，刚又被搬动过，可能伤口被牵拉到了，有点痛很正常的。医生还在做手术，没那么快来查看。你急什么？搞得我很空一样，我又不是只管你一人。"

患者家属："你这是什么态度？那是我儿子，他痛得脸都白了，我能不急吗？你们都没人来看一眼，万一出了事情，你能负责吗？"

王护士："你不要一直在这里说了。一点点的痛，就会痛死了吗？越是年纪轻，越是矫情。"说完，王护士就转身离开去忙别的事情了。

这时候，护士长走过来，先将患者家属引导至病房，确认事情的缘由，帮忙解决了这件事情，并向患者家属表达了深深的歉意，也取得了患者家属的谅解。

第二天，王护士来上班了。在下午空闲之余，护士长就找王护士到办公室来聊一聊。

护士长："小王，昨天下午上班很忙吧，我看你走路都带跑的。"

王护士："领导，我知道你要跟我说什么。6床真的是太不能忍痛了，他妈妈也是，一点难受就来叫唤。我都忙死了，她还一直站在我身边，一直催。我也要管别的患者，又不是只管他一人。"

护士长："其实，我也是从护士这么干过来的，我很能理解你当时的想法，你一定也是自己判断过他没什么大事的，对吧？一般来说，患者被搬动过后可能拉扯到伤口，是会有点痛的，但过一会就能缓解。所以，你就先去忙别的了，想过一会再去看看他，是吗？"

王护士："是的，护士长。我只是觉得他妈妈实在太小题大做了，手术回来有点痛是很正常的。"

护士长："是啊，对我们来说，我们天天接触这样的患者，但对他妈妈来说，她是第一次照顾做完手术的儿子，对吧？"

王护士："那倒是的，但她也不用这么紧张，都跟她解释过了。"

护士长："那解释是否有效？"

王护士沉思了一下，回答道："好像没效果。"

护士长："小王，其实我知道你平常对工作是挺负责的，也不会真的不管这个患者。但如果你当时能耐心地跟他妈妈解释，语气不要这么不耐烦，我想她妈妈也是能听得进去的。"

王护士："是的，我昨天也是太忙了，语气是冲了点，估计她听了有点不开心。"

护士长："是的，她昨天也跟我说了。她能理解你工作的忙碌，但也是担心万一儿子有事情，希望我们可以多关注一下，毕竟她没什么医学常识。"

王护士："嗯，我昨天要是跟她去病房查看一下，她可能也不会这么吵了。"

护士长："其实，作为护士，不管何时，我们都不能想当然地凭经验做事，而是要实地查看。其实，她担心的也没什么不对。你没有去病房看过，怎么就能判断患者只是单纯的切口痛呢？你有没有检查过止痛泵是否打开？引流液是否正常？将心比心，我想如果是你的家人做完手术回来后这么痛，你应该也会着急的，对吧？"

王护士："护士长，我知道了，以后我会改正的，多站在患者的立场上考虑，多关心他们，耐心解释。"

护士长："其实，每个来住院的患者的愿望跟我们的工作目的都一样，希望能顺利地康复出院。我们多一些耐心，多一些细心，就会得到更多的认可。做错事并不可怕，这是我们成长的必经之路，也是我们经验积累的必经之路。用心工作，我相信你会越来越好的。"

1. 听到患者和护士的争吵，作为护士长，该如何做？

2. 对于有效的批评，护士长要注意什么？

经验分享

批评是对错误偏差的评论和纠正。在护理工作中，护士难免会出现一些错误，甚至是发生事故，作为护士长，常会以批评教育的方式让护士改正错误。批评应是高度原则性与艺术性相结合的产物。有效的批评，可以使被批评者及时改正错误和不良行为，同时变压力为动力，更加努力工作；而错误的批评，不仅会让护士受到伤害，让错误越演越烈，还会严重挫伤护士的自尊心。本案例中，责任护士不但没有去病房查看患者的病情变化，也没有耐心跟患者家属解释，在患者有疼痛症状的时候没有及时通知主治医生，就私自定论导致疼痛的原因，甚至还责怪患者家属过于紧张，打扰她的工作了。护士的工作很繁忙，大家都能理解，但这不是不仔细观察病情、汇报病情的理由。临床工作关系到患者的生命安全，容不得半点马虎。护士长看到这样的情景，可以先将患者家属引至别的地方，了解事情的经过，解决患者的问题后，再来与该护士沟通。其实，在护士长出现帮忙处理事情的时候，该护士已经意识到自己的错误了。这时候，护士长不能当着大家的面马上对王护士作出批评，甚至指责，而是应该选择合适的时候私下跟该护士沟通，让她意识到这么做是错误的，并且存在很大的隐患。病情变化是很快的，不及时处理有可能会导致疾病恶化，造成不必要的损失。如果同类错误在科室里经常发生，那么可以在科务会上通过讲案例的形式分享给护士们，引起大家的重视，也可以起到警示作用。

▶▶想要做到正确的批评，这 3 个底线，护士长要尽量坚守

1. 对人不对事：护士长在批评护士的时候，应该就事论事，对护士的行为进行评价，尤其在事情真相还不清楚的时候，更应该查清真相，再来指出问题所在，而不能因为自己的情绪而对护士妄加指责。这样做伤害的不仅仅是护士的心，更是损害了护士长的威严。

2. 注意时间与场合：护士在临床工作中，或多或少会出错。护士长作为科室护士的领导，有责任、有义务教育护士，但是必须讲究方式方法，尤其不能当众批评护士，这样会伤害护士的自尊。特别是不能在患者面前批评护士，否则不仅容易造成患者对护士的信任度下降，不利于护理工作的进行，严重的话可能会引起医疗纠纷。

3. 不能拒绝接纳犯错的护士：护士犯了错，护士长可以批评，但是不能因为护士犯错了而拒绝接纳护士。因为科室的每一位护士都是这个大家庭的一分子，护士长拒绝接纳护士会让护士没有安全感，甚至降低对工作的热情和积极性，反而不利于科室工作的开展。

▶▶在对护士进行批评时，护士长还应注意以下几点

1. 严格自律，以身作则。要求护士做到的，护士长自己首先要做到。要注重自身形象，不断提高自己的政治思想修养和道德品质水平。对待护士要一视同仁、不谋私利、公正廉洁。自觉接受护士的监督和批评，善于听取护士的不同意见，知错就改。

2. 掌握特点，因势利导。护士长在对护士进行批评时，要具体

情况具体分析。在工作经验丰富、技术熟练且有一定的管理能力的中高级护理人员出现错误时，护士长主要以启发方式，使其依据制度、政策主动调整自己的行为，通过自省和自我批评的方式达到改正错误的目的。对于学历高、知识面广、理论扎实且有较强的工作能力和自尊心的护士，当他们犯错误时，护士长可以通过共同讨论的方式，阐明道理，以理服人，使其找出不足。另外，当一些性格内向、自尊心强，或者是刚踏上工作岗位的新护士在工作中出现错误时，可以找其比较尊重、威信较高的老护士采用谈心的方式对其进行帮助，充分发挥老护士的传、帮、带的作用。

3. 了解事实，有的放矢。护士长在进行批评时，要以事实为依据，充分考虑错误发生时的具体情况和真实原因，对护士的批评有的放矢。对护士所犯的错误，护士长要实事求是地进行批评，态度明确，不能含糊其词，更不能道听途说，冤枉护士。对错误不能夸大，也不能缩小。要站在一个公正的立场，避免偏见，更不能以个人好恶对待护士。

4. 化解矛盾，融洽关系。对护士的批评如果运用不好，会使矛盾激化，给护士带来创伤，影响护士长与护士的关系。护士长要多与护士进行情感沟通，做护士的知心朋友。要尽最大努力保护护士的自尊心，尽量避免在公共场合批评护士。

5. 赏罚分明，树立正气。对工作出了错的护士，不可一味地批评，对他们的成绩同样要给予肯定，要允许护士犯错误，并鼓励其改正错误。护士长对事情的态度，直接影响到护士们的价值取向。敢于对个别屡教不改者进行严肃批评，甚至公开批评直至处罚，让犯错误的护士从中得到教训。通过对不正之风的有力批判，才能极大地保护优秀护士的积极性，也体现了一个护士长是非分明和刚正不阿的作风，对科室树立正气至关重要。

● ————— 专家点评 ————— ●

1. 本案例很好地展示了护士长对护士的有效的批评教育。特别是护士长在首先解决完医护冲突后，再耐心地寻找最佳的时间和地点对护士开展批评。

2. 护士长善于倾听，巧用共情，最后点出护士在思维和沟通上存在的问题，强调安全的隐患预防，给出防微杜渐的指导。

3. 本案例可采用沟通理论进行具体分析，成为护士长管理培训的教学案例，特别适合采用小组讨论、角色扮演、情境演练等教学方法。

（鲍梦婷）

参考文献

[1] 刘艳华. 沟通心理学 [M]. 天津：天津科学技术出版社，2017.

[2] 仇艳苗，李敬敬，邢书生，等. 非暴力沟通在手术室护患沟通中的应用 [J]. 国际护理学杂志，2020，39（22）：4195.

[3] 周松，郝莉茹，何悦，等. 护士情绪智力对其职业获益感的影响研究 [J]. 中华医学教育杂志，2020，40（3）：175.

案例7 不容忽视的责任心

● ————— 情景再现 ————— ●

某日下午，护士长巡视病房时在查看患者的护理质量情况。

4 床患者的右上臂双腔 PICC^① 在位，一腔关闭，处于闲置的状态；另一腔处于去甲肾上腺素针 3mL/h 微泵静脉推注维持中。另外，左前臂静脉留置，处于多索茶碱静脉滴注中。

护士长："小张，该患者有双腔 PICC，其中的一腔闲置，为何外周还要再开一路静脉通路？"

张护士："交班说这一腔既没回血，也推不进去液体，有阻力，而在使用去甲肾上腺素针的那路，也没有回血，但输液能进去，已经发生好几天了。"

护士长："这根 PICC 的留置时间才不过 1 周，就出现堵管现象了。医生及今日的护理组长知道这件事情吗？"

张护士："我不清楚，今天是我第一次接管这位患者。早上也没将这件事情告诉护理组长。"

护士长："如果发生了导管堵塞，我们一般使用什么药物进行疏通？"

张护士："使用尿激酶。"

护士长："回答挺对的。交班有说是否使用过尿激酶吗？"

张护士："没说过此事。"

护士长打开医嘱系统边查看医嘱边说："你可以通过临时医嘱查看患者是否用过药。我刚看了，没有用过。你是不知道疏通方法才没有查看医嘱，以及核对是否使用尿激酶吗？"

张护士："我知道方法的。"

护士长："既然知道，为什么不给这位患者处理？"

张护士嘟囔："别人就是这么交下来的。"

护士长："不管别人是怎么交班交下来的，今天你是这位患

---

① PICC：经外周静脉穿刺中心静脉置管，peripherally inserted central venous catheter。

者的管床护士，有责任为患者提供优质的护理，想患者所想，急患者所急，解决患者现存的问题，减轻患者的负担。现在，我们一起把这件事情解决一下，看能否挽救这根 PICC。"

张护士："好的。我马上汇报医生，让他们开尿激酶医嘱。"

半小时后，护士长再次巡视病房，查看该患者的堵管疏通措施是否已得到执行，发现张护士已按疏通 PICC 的正确方法执行，暂时没有回血，叮嘱护士做好交接班。

当天晚上，双腔 PICC 都有回血了，可正常使用。

问题思考

1. 发生推诿事件，我们如何处理？
2. 如何让护士增强责任心、有担当意识？

经验分享

"担当"语出《朱子语类》卷八七："岂不可出来为他担当一家事？"担当就是责任；国家有担当，民族有希望。上述案例中，曾经护理过这位患者的护理人员都缺少了这份担当及责任：遇到问题，发现问题，没有及时处理问题、解决问题，而是让这一问题延续下去。"一切视探索尝试为畏途、一切把负重前行当吃亏、一切'躲进小楼成一统'逃避责任的思想和行为，都是要不得的，都是成不了事的，也是难以真正获得人生快乐的。"[1] 这是习近平总书记在纪念五四运动 100 周年大会上的讲话中提到的。当出现问题并发现问题时，就应该及时解决。即使已过了些时日，

---

[1]　摘自习近平的《在纪念五四运动 100 周年大会上的讲话》，新华网，2019 年 4 月 30 日。

相信对于任何事情，什么时候开始都不晚，晚的是你从来都不敢开始。于医护人员而言，敢于担当是一种责任，是一种精神，更是一种能力。当发现问题时，首先要承担解决问题、保障患者的权利和护理安全等责任。如果没有能力解决问题，就应寻求他人的帮助，而不是闭门造车，任由问题发展，最后导致无法解决。此案例中，多人已知晓 PICC 无回血的现象，但未解决问题或寻求他人帮助，忽视问题的存在。逃避责任是人的心理本能，但作为管理者需要了解原因。一般在实际的护理工作中，护理人员缺乏责任心的主要表现有工作态度敷衍、粗心大意、不按规章制度及流程执行工作、个人素质较低、不能做到爱岗敬业、与患者及其家属的沟通交流的能力不足等。此案例发生后，护士长与多个当事人了解情况得知，对于交接班时提及的管路堵塞，接班者都不会再去深入了解原因以及是否采取措施，默认为交班的人已采取了措施但未达到效果。护士长找到第一个接班后发现堵管的护士，与她沟通了解情况。她说输液时发现堵管了，虽然了解过如何解决这个问题，但从未实践过，后来一忙就给忘了，到下班时发现已经过去很长了时间，想着现在采取措施应该也不会有效果的，所以交班时就避重就轻，只告诉接班护士管路堵塞了，没告诉其自己未采取措施，怕被接班护士说教。护士长让她去查阅 PICC 堵管的原因、应对措施、处理时间等相关文献，让她 1 周后在科内进行分享。护士长告诉她无论何种职业，都需要从业者具备责任心，担当起相应的责任，更何况护士是守护生命的人，一个疏忽，一个大意，一次无心，可能造成患者的经济损失，甚至失去生命。将心比心，如果发现这么一根昂贵的 PICC 才用了这么点时间，就可能面临要拔除的风险，患者家属会作何感想。

护理工作由于工作的特殊性，必然要求护士具备极高的担当精神和责任心，责任心对护士来说不是可有可无的，而是必须具备且要经过自我修养形成的。医护工作中的"爱心、耐心、信心"都有一个共同的前提，那就是责任心。责任心就像人给自己设定的一个底线，不管遇到怎样的困境，都不可以越过这个底线。任何护士工作的时候都难免会感到力不从心，但任何一点的纰漏都是人命关天的。这个时候，作为底线的责任心会强制我们认真对待工作，这是作为医护者信条一般的存在，其重要性不言而喻。人作为承担责任和义务的能动主体，必须具备对个体本身的担当意识，如果无法对自身负责，对其他主体的负责和担当就无从谈起。在医疗体系中，个人工作是医护工作最小的组成单位，个人工作的好坏直接影响整个团队的医疗能力和业务水平的高低，强调对医疗工作责任心的认知是减少医疗事故的有效途径之一。医疗工作不分你我，不存在分内外的区分，看到了就去做，做了就要努力做到最好。要积极改正自己的错误，要勇敢指出别人的错误，虚心接受意见，诚恳提出建议，是为医、为人的基本要求。

责任担当的意识是如此的重要。如何提高护理人员的责任担当？一般可从以下几方面进行改善。

转变思想观念。首先要护理人员明确工作的要义，向护理人员以及患者及其家属介绍护理工作的重要性，进而改变护士对自身工作的偏见，逐步提高护士工作的社会地位。让护理人员以及患者明白"三分治疗，七分护理"，最终积极配合护士的工作。而护理人员也应当充分认识自身工作的重要性，以饱满的热情和积极的心态迎接工作的挑战，以足够的爱心、耐心、细心和责任心为患者服务，进而改善护理人员的工作氛围，营造良好的医患关系。

完善医院管理机制，优化护理工作流程。首先，单位应该在护理工作方面制定合理且规范化的规章制度，并优化工作流程。从员工入职开始，从每个细节开始，从工作的第一步到最后一步都制定出详细的规范，以便员工能够根据相关规范和制度去完成自身的工作。每位护理人员必须了解每班的工作职责，认真落实各项制度。医院的管理监督机制与护理人员的工作有着密切的关系，医院可以将护理工作的考核标准进行细化、量化，将护理工作落实到每个人，体现医院考核的公平性。明确责任，做到赏罚分明。没有监督机制，制度将会只是流于形式。同时，建立质控小组，对护理人员的工作进行监督，并采用定期分析评价的形式，将护理工作中的问题进行改进，不断提高护理工作的质量和护理人员的积极性。单位中的各级管理人员和监督人员必须严格遵从单位的监督制度，并不断影响身边的员工，让其对工作的责任感在潜移默化中得到提升。

提高护理人员的专业素质。护理工作是与人的生命休戚相关的，稍有不慎就会造成医疗事故或纠纷。因此，要求护理人员具备较强的责任心，工作中严格按规章制度执行，并不断提高自身的专业素质。首先，应坚持"三查七对"的工作原则不可动摇。在护理工作的操作前、操作中、操作后，需要严格检查患者的床号、姓名、药名、剂量、浓度、时间、用法，避免出现差错。护士是医生治疗决策的执行者，如果医生的医嘱稍有不妥，而护士未能及时发现，就可能会造成一些事故。这就要求护士需要不断提高自身的技术水平，并处理好与医生之间的关系。对于医嘱中存在疑惑的地方，应及时与医生进行沟通，避免出现差错。

团队工作在培养责任心中起到督促作用。个人责任心的培养必须以自己本身的认知为前提，但仅依靠自己的力量显然是高估了个人的能力。虽然自我约束在很多情况下有引起主观能动性的作用，但团队的力量显然是不可忽视的。对于才从学校走向工作岗位的新人来讲，想象与现实的差别是巨大的，甚至超出可以承受的心理范围，这是造成新人工作懈怠或者力不从心的主要原因。业务水平的生疏、医院常见的悲欢离合、患者家属的不理解是造成新人心理压力的因素。大多数人在突然遇到这些复杂的情况的时候会感到无所适从。这个时候，团队作业的优越性就体现出来了。团队优秀的前辈可以从心理、现实和技术的方方面面给予帮助和指导，也会帮这些新人尽快适应高度紧张的工作并尽快培养出工作中的责任心。可以采用"一对一"的老人指导新人的方式，在"师徒关系"中营造和谐良好的氛围。

人对自我责任感的认知，来自长期奋战在医疗第一线的经验以及情感的积累，这是一个长期的过程。护理人员的责任心与护理工作的质量、患者的生命健康、医院的形象息息相关。在实际的工作中，需要转变护理人员的思想观念，完善医院的管理机制，优化护理工作的流程，不断提高护理人员的专业素质并发挥优秀护士的带头作用，提高护理人员的责任心，促进他们认真做好本职工作。具备良好的担当精神是护理人员成长成才的基本条件。自觉担当、主动担当是护理人员必须具备的担当品质。

专家点评

1. 本案例反映出临床护理中具有普遍性的问题。护士忽视了已经存在的"堵管"问题，从而导致不能及时发现并解决问题，不能消除隐患。客观上，也许护士的日常工作忙碌，问题出现在接班前。主观上，护士对存在的"堵管"问题不重视，甚至出现问题时有"借口"的逃避心理。对于提高发现问题的敏锐性、立即行动来解决问题的行动力、坚定地执行护理流程、提高责任感，都需要加强培训与管理。

2. 护士长及时发现问题，通过提问，核对医嘱，及时辅导当班护士解决问题，体现了良好的管理与辅导能力。

3. 建议护士长事后组织科室护士讨论分析案例，从案例中

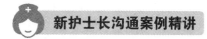新护士长沟通案例精讲

学习如何加强团队沟通、提升责任感、发现问题与解决问题的能力。

（陈海燕）

参考文献

[1] 习近平谈治国理政（第一卷）[M].北京：外文出版社，2018.

[2] 冯启国，石作荣.从古代医家看医者的担当与坚守[J].中国医学人文，2023，9（3）：71-72.

案例8　激励——永恒的话题

情景再现

护士长为了激励员工的积极性，在年初的科会上对大家提出了几点建议。

护士长："为了更好地激励大家，绩效小组开会决定，增加三条建议：①科室里的护理人员发表论文、获得专利、收到锦旗或表扬信，均在次月加绩效分。②如果有进修、参加比赛或者培训名额时，通过工作群告知，先自我推荐，再由科室多方面分析择优，最后的名额也会公示告知，力求达到公平。③获得年度优秀或者获得院级以上荣誉的人员在职称晋升时可加分。希望接下去的一年里，大家能发挥自己的一技之长，展现自己的优点。相信今年会比去年好，一年更比一年好。"

A护士："护士长，你会上说的专利、论文等可以加绩效，从什么时候开始?"

护士长："当月生效。有意愿的赶紧写起来。"

B护士："护士长，我一直很想写论文，就是不知道如何下笔?"

护士长："为了提高大家的科研能力，我会建立钉钉群。群里面已经加入了几位有一定科研能力的老师，我也邀请了几位医生参加，大家有问题可以随时向他们请教，对科研有兴趣的欢迎加入。"

C护士："护士长，每年护理部都有操作比赛，今年能否让我试一下?"

护士长："好的。下次有护理操作比赛了，优先推荐你，不过也需要你努力。"

……

（年底的科会上）

护士长："在过去的一年里，大家经过努力都取得了一定的成绩。下面对大家进行表彰。徐护士、高护士、陈护士获2022年度医院考核优秀，已进行公示，医院会在明年初进行奖励。她们在以后的专业技术岗位等级竞聘中也占据了一些得分优势。过去的一年里，她们认真工作，努力学习新知识，为科室建设出谋划策，尽心带教，这样的工作态度有目共睹。她们是我们身边的榜样。方护士在护理部操作考中获得二等奖，王护士在医院品管圈比赛中获得三等奖，徐护士今年成功申请到专利的同时也被学校评为优秀带教老师。现在，科室为她们颁发科室贡献奖状及小礼物，以资鼓励。同时，欢迎年轻的小伙伴们积极向老师们学习，加入她们的团队。"

台下响起了掌声……

李护士："护士长，今年的护理部操作比赛，我能先报名吗？听方护士说，她在比赛中受益匪浅。"

护士长："好啊，热烈欢迎参加。年初科会时，我们刚公布绩效新方案，方护士就过来自我推荐想要参加护理部的操作比赛，如今也经过自身的努力，实现了年初的目标。相信你也会通过努力实现目标的。那么，方护士今年还想再进一步吗？"

方护士："虽然我喜欢护理操作，但感觉自己的能力有限，选手们都太优秀了，我之前获得的成绩可能难以再前进了。"

护士长："还没付出就退缩，这不是我们应该持有的态度。我看过你去年的比赛过程，你跟前面的老师差距不大，主要是理论分落后了不少，今年努力抓一下理论基础，再夯实护理操作，肯定可以更进一步的。既然对护理操作有兴趣，我们就要做得更好，争取被医院选上参加市里举办的操作比赛，如果能得个一等奖，你就是市级岗位能手了。今年，小李自我举荐参加操作比赛，你带一带她。"

方护士听完后又信心满满："好的！"

1. 该护士长是如何激励员工的？
2. 了解激励的方法后，如何在现实中进行运用？

经验分享

所谓的员工激励，就是在组织中具有权力或权力较高的一方利用科学合理的手段满足权力较低的一方，进而充分调动其工作积极性与主观能动性，激发其工作潜力，最终为组织创造更大的价值。杰克·韦尔奇所著的《赢》里曾提到，通过奖金、认同和培训机会来激励和留住员工。该护士长从四个方面来激励员工，提高大家的积极性。

第一，领导者在薪酬待遇、工作环境、职务晋升等方面要努力为组织成员提供有力的政策保障，畅通个人的成长渠道，努力满足员工的利益诉求。在案例中，获得年度优秀的人员最终会获得医院和科室的奖励，三人也成功晋升到上一级的专业技术岗位。科室每年对发表论文者、申请专利者、新技术的开展初期者、课题申请成功者、收到患者的锦旗者等，都有相应的绩效体现，促进员工不断上进。近几年，医院进行激励改革，在职务晋升方面指出，获得年度优秀或者获得院级以上荣誉的人员在晋升时可加分；对于获得年度优秀的，可给予一定的薪酬奖励，旨在为她们找到不同的发展方向，满足她们的工作要求。经济学之父亚当·斯密指出，人的行为动机源于经济诱因，在于追求自身的最大利益。

第二，领导者要用好荣誉表彰、评奖评优、先进评选等精神激励手段。通过物质激励和精神激励的双重施效，不断巩固单位的人才资源。案例中所提的，对表现突出的、各种院级以上活动或比赛中获奖的人员，不仅在医院内网上公示，让全院人员了解员工的优秀，而且护士长在科室众人面前口头表扬及用物质奖励优秀人员，让优秀人员在实现自我价值的同时，得到领导和同事们的充分认可，实现马斯洛需求高层次——尊重需求及自我实现的需求。

第三，最大限度地保证激励政策的公平性。普惠性公平，即激励效益平均化分配是管理的大忌。故领导者在设置激励政策方面，要注重运用"按劳分配""能者多得""公正对待"等政策工具来保证激励政策的公正性。案例中提到每年年初科室的绩效加分项会在群里进行公示并予以说明，并且如果有进修、参加比赛或者培训名额时，通过工作群告知，先自我推荐，再由科室多方面分析择优，最后的名额也会公示告知，力求达到公平，不做一言堂。该护士长也鼓励护士们积极参加活动，自我推荐，发挥自己的特长。

第四，重视正向文化，塑造激发内生活力。有时在某些方面，正向的集体文化所发挥的凝聚合力要远远大于物质激励政策所产生的实际效力。该护士长倡导精诚协作的团队精神。用建群的方式维持集体的向心力，推动不同层级的员工群体间的交流互动，在以老带新、新老合作的良性互动氛围中厚植团队协作与互助精神。同时，激发个体成员的自主参与意识，形成人人努力成才、人人皆可成才的上进氛围。领导者可以通过鼓励员工发表意见、邀请员工参与管理、允许员工内部自荐等方式，逐步培养和增强员工的主人翁意识。案例中提到有绩效小组会议，小组成员来自各个层级的人员，能充分倾听基层护理人员的心声，对薪酬奖励方案进行合理的更新。

了解了激励的方法后，如何在现实中进行运用，其实也是一门学问。

首先，要了解每个人的需求。有些人注重物资上的奖励多于精神上的奖励，比如A护士，科会后向护士长提出的第一个问题便是绩效奖金的增加从什么时候开始执行？然后问了论文书写的事情。有些人想要实现自我价值，比如C护士，她想实现自我，挑战自我，所以想要自我推荐参加护理部的操作比赛。护士长跟每位护士沟通的时候，总能从对话中找到一些信息，了解到每个人的需求。

其次，针对不同人的需求，选择不同的激励方式。对于注重物质奖励的，鼓励多参加活动及比赛。对于注重精神或自我提升的，为她们提供平台，如案例中提到的科研群，邀请医生参与指导护理人员论文书写。对于注重精神奖励的人员，只要在工作上有进步、表现良好，护士长就不要吝啬自己的赞美之声，在早会上予以表扬。

最后，注重公平及团队精神。一个人的优秀不算优秀。要时刻关注科室的动态，不要把目光聚焦到 20% 的优秀人员身上，更应该多关注剩下的 80%，多沟通，多了解，鼓励她们参与科室的建设。对于一项小小的工作任务的完成，也是值得表扬她们的，让她们觉得自己也是科室的主人翁，也有被科室需要的时候。

21 世纪，人才最贵。我们需要调动各方面的积极性，通过各种途径，激励员工从小事做起，逐步实现小目标，从而让员工最大程度地发挥作用，为医院的长远发展提供坚强有力的保证。

专家点评

本案例的护士长成功运用了激励护士的有效的管理方法，鼓舞和激发了护理团队的服务质量的提升和个人能力的提升，特别是激励措施全面系统化，年终兑现，增强了政策的可信性。

（陈海燕）

参考文献

[1] 刘宁宁，孙鹏. 人才激励机制在医院人力资源管理中的运用 [J]. 中国市场，2021（28）：123-124.

[2] 蒋学玲. 战略性人力资源绩效管理与员工激励探讨 [J]. 全国流通经济，2021（4）：100-102.

[3] 张健翎. 单位人才梯队建设中的常见困局与创新思路 [J]. 领导科学，2022（6）：28-30.

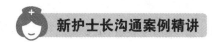

[4] 张琳.人力资源管理中员工激励制度的应用[J].企业科技与发展，2021（6）：168-170.

[5] 孙凯洁，曲颖，罗涛.基于动机需求理论构建公立医院人才激励模型实践[J].中国医院，2022，26（8）：94-96.

[6] 谢永华.医院人才资源管理激励机制分析[J].财经界，2022（21）：158-160.

案例 9　敲山震虎

情景再现

科会上，护士长让大家讨论1例发生在后夜班的坠床跌倒不良事件。

后半夜的李护士（N1）："我和前夜班护士床边交接班后拉起床栏，并和陪护阿姨一起用布条约束患者（在家时就使用）。离开病房20分钟不到，就听见陪护阿姨呼叫，赶到病房时发现患者已跌至床下。当时，床栏还是拉起来的，固定用的布条被扯松。即刻按坠床跌倒流程处置。"

护士长说："大家来分析一下该患者坠床跌倒的原因。"

后半夜的李护士（N1）说："确实是我没有做好，当时就发现把自备布条拉在床中间不妥，评估患者当时未吵闹，我意识到了风险，但却没有采取行动。"

责任组长王护士（N3）说："我刚在电梯里遇到患者家属，患者家属说他家老爷子从床上掉下来了，人没事。我就说昨天入院后患者一直躁动不安，是很容易坠床的。"

护士长说："既然已经预见有坠床跌倒的风险，那我们做了哪些措施?"

责任组长王护士（N3）说："我让患者家属买约束具了，下班前也问了患者家属，患者家属说还没买来。"

护士长看了责任组长一眼，说："约束具是一方面，那还有呢? 为什么患者坠床后床栏还在位，患者睡在气垫床上整个人略高于床栏会不会增加坠床的风险?"

后半夜的李护士（N1）说："我当时查房时也想过这个问题，考虑到后半夜，响动太大，就没有撤掉床垫。"

护士长说："有效预防坠床跌倒的措施也就那几条，有时候不良事件的发生确实防不胜防，但是，对于我们该做的、能做的，必须要做到、做好。我现在是喜忧参半，喜的是李护士能主动分析做得不好的地方，我相信她的态度决定了她今后的行动，并会有所改进。那我忧心的是，请大家想一想，本事件中在夜班期间搬动患者的床垫是否为最佳的时机? 仅仅因为快下班了，就可以不管那些没有到位的措施了? 也不用交班? 这是我揪心的所在。"

护士长看向大家，等大家发言。

沉默一会儿后，责任组长王护士（N3）说："我有责任，白天是我的疏忽，使用气垫床之后患者卧在其上高于床栏，但未撤下床垫; 对于约束具没到位，也未重视。另外，该患者是我收治的，作为责任组长，对于有坠床跌倒风险的患者，我都应该督促落实，做好管理。以上是我应该要检讨的。"

前半夜的张护士（N2）："我也有责任，白班的预防措施未落实到位时，我也没有及时采取补救措施。"

护士长说："的确，这是我们存在的问题，很高兴大家都勇于承担自己的问题。不良事件的发生有时不可避免，但它的发

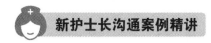
生往往不是单一环节的不足或某一个人的过错，恰恰是多环节叠加才导致的，只有我们认识到自己的不足并改进，才会越来越好。"

事后科室上报不良事件，分析发生的原因，针对其采取相关的改进措施，得到护理部的认可，责任组长的业务管理能力都能得到提高。

问题思考

1. 沟通中，该护士长怎么把握"敲山震虎"？

2. 利用反面批评的方式进行引导沟通，要起到作用的话，需要注意哪些？

经验分享

科会时，护士长组织全体护士讨论该不良事件。首先，李护士描述经过并承担责任。护士长当即表态，表扬李护士勇于承担，态度决定今后的行动，且反问各个班次是否都落实了有效的预防措施，反问是否为李护士一人之责，不在当班内发生的差错就没责任了吗？沉默过后，就请王护士发言，王护士意识到自己的不足，当即在大家面前承认疏忽，白班的预防措施未落实到位，未做好相应的交接，剖析事件，以后会做好责任组长的带头示范工作。最后，护士长总结：不良事件的发生有时不可避免，但它的发生往往不是单一环节的不足或某一个人的过错，恰恰是多环节叠加才导致的，多角度分析才能找到最终的原因，唯有目标及行动一致才能最大程度地降低不良事件的发生率。

1. 敲山震虎式沟通——捕捉好时机

在不同的环境中，批评往往会取得不同的效果，尽量捕捉好时机，这样会起到事半功倍的作用。融入情景运用时，声东击西式，采用委婉的批评方式，言在此而意在彼，给被批评者留下思考的余地。该护士长在科会上进行不良事件的原因讨论，反问各个班次是否都落实了有效的预防措施，给大家留下思考的空间，反思自己的原因。

2. 敲山震虎式沟通——声东击西式

本案例中，针对不良事件的讨论时，后半夜的护士 N1 承担责任的同时自责内疚，责任组长 N3 反而风轻云淡。护士长在不良事件讨论会上，面对当班护士、其他层级的护士及责任组长，不可直接给予批评和指责，让其丢掉"面子"，又不能不提醒组长要有组长的风范，不说是否需要承担自己的责任，至少不能让本组的责任护士"孤军奋战"。该护士长采用查找不良事件原因的层层提问法，例如："既然已经预见有坠床跌倒的风险，那我们做了哪些措施？约束具是一方面，那还有呢？为什么患者坠床后床栏还在位，患者睡在气垫床上整个人略高于床栏会不会增加坠床的风险？"通过护士长恰当的提醒，责任组长意识到自己的不足。"敲敲"责任组长，再请责任组长发言表态。

3. 敲山震虎式沟通——对号入座式

对被批评者做到不点名批评，以保护其自尊，通过各种语言提示，让其自己对号入座，自我反思。护士长通过针对当班护士的批评，"震动"了王护士的反思，进而转变了自我认识。科室的护理团队，以护士长为首，若干责任组长分管责任护士，上下级护士都是在一条船上的，齐心协力开大船。责任组长的角色相当于信息的传播者和执行者，也是护理团队中的骨干与中坚力量，在护理质量的提升中发挥着重要的作用，护士长对于他们的错误行为不能听之任之，放任不管。

敲山震虎属于利用反面批评的方式进行引导沟通，要起到作用，则需要注意以下几点。

1. 评估适用的接收对象

对于比较敏感的接收者，不宜直接就事论事地批评，可以通过讲故事、批评和他有相同错误的人，或者表扬其对立面的行为等方法，让其领悟到自己的不足；对于不便当众进行批评的人员，可以通过别人的事情进行提醒，不是每个人都能承受泼下的"冷水"，尤其是责任组长，这种"打击"会不利于其今后在科室开展工作。除此之外，最首要的前提是接收对象要具备领悟能力，让他自己指出不好的结果。只有自己看到不好的结果，才能有心灵的震撼，从而达到引导的目的。如果接收对象仍然无动于衷，则需要再次进行单独的沟通。

2. 要有足够的支持依据

敲山震虎是一种很高超、很有艺术的沟通手段，也是容易失误的方式。应该在深入调查、多方了解后搞清楚出现问题的真正原因，取得支持依据的情况下运用，即事件行为结果有了明确的界定或衡量的标准。该不良事件的发生有时不可避免，但它的发生往往不是单一环节的不足或某一个人的过错，而是多环节叠加所导致的，多角度分析才能找到最终的原因，才能在"敲"的时候对症下药，从而获得正面的效果。和处理其他事件不同的是，科室人员之间沟通时运用这个方式，建议在事件结果尚不明确时保持慎重。

3. 要跟进善后

事件结束后，应持续跟进后续的情况，对于情绪低落的人员，要适时给予鼓励，帮助其正确认识自我，树立起信心；对于产生逆反心理者，应该在事后重新沟通，必须使其端正心态，使其清楚地认识到为什么被批评，先批后评，最终目的是意识到错误，重评不重批，使他明白"敲打"只是对他们不同方式的关心；对于当场表态的，应当即给予鼓励或赞赏，但后续务必持续跟进，观察其后续是否有行为方式的改变。

专家点评

1.本案例中通过坠床跌倒不良事件的内部分析会，护士长通过"抽丝剥茧"、层层递进的方式，讨论分析出坠床跌倒不良事件的多方面原因，为持续改进护理服务质量奠定了基础。

2.护士长通过"敲山震虎"的沟通与辅导技巧，不仅发现了问题的根源，同时让相关责任各方都能认清自己的过失和责任，表达改变的积极态度，是一次有效的沟通，促进了护理团队的内部学习与管理。

（张鲁敏）

参考文献

[1] 黄浩明.某医院浸入式医患沟通培养路径的实施效果分析[J].中国卫生产业，2022，19（5）：192-195.

[2] 路荣荣.护士长沟通技巧在病房管理中的价值分析[J].中国医药指南，2018，16（18）：295-296.

[3] 韩乐萍."八商"修养在护士长管理素质培养中的价值[J].中医药管理杂志，2021，29（5）：116-117.

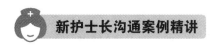

案例 10 **护士长口袋里的小本子**

情景再现

　　某病区内，张护士给手术刚回病房的患者接上了心电监护仪，看生命体征正常后就离开了。护士长查房，发现监护仪上的报警设置未开，便找到了张护士，说："你给患者接监护仪时怎么不打开报警设置呢？"

　　张护士："本来想设的，但有其他患者呼叫，就先去忙了，后来就忘记再回去设置了。"

　　护士长皱着眉，摇摇头，说："做事情不能这么马虎，今天是报警设置，那下次呢？"

　　陈护士刚打开纯化水，就听见呼叫铃响了起来，于是顺手将未写开封时间的纯化水放在了治疗室的桌子上。这一幕正好被经过的护士长看见。于是，她掏出口袋里的小本子，将这一切记录了下来。

　　在月底开科会时，护士长掏出小本子，针对张护士和陈护士存在的问题进行了反馈。会后，护士们纷纷在背后议论，对护士长也有很多的不满。

　　这件事传到了科护士长的耳朵里，于是科护士长找该护士长进行沟通。

　　1. 护士长该不该拿小本子记录护士的不足？
　　2. 如何选择合适的沟通时机？

经验分享

优秀的管理者能调动下属的积极性，让员工能自觉地为医院付出，并且能有效地执行上级的命令；反之，那些只会讲空洞的大道理，抱怨员工工作时的不认真、不仔细的管理者，会使科室缺少积极的正能量，缺失了应有的凝聚力。

本案例中的护士长，总是记录护士们哪里做得不好，哪里做错了，虽然她是希望通过这样的方式让大家记住护理质量的重要性，也想警醒那些小细节会给患者带来很多潜在的危险，但是她的这个小本子却错过了与下属沟通的最好的时机。我们不能总是无限扩大一个错误，这样既会造成员工的不满，也会使下属有防范之心。如果只是出于对同事的秋后算账，还是不这样作为好。

该案例中，护士长发现护士在工作中存在的问题，应该先了解事发时的情况。如果护士真的忙得不可开交，可以主动帮助护士完成部分的护理工作；或者引导科室里的其他护士互帮互助，大家能在这样团结的队伍中工作，氛围也会被带动起来。毕竟，护理患者不是一个人的事，而需要大家共同的付出。如果工作中护士长发现护士的错误是其他原因造成的，则应该及时与当事人进行单独沟通，利用沟通技巧，选择合适的场所、运用委婉的语气、适当的肢体动作等，并且在沟通中能关注到护士的情绪变化。

假如护士长是为了提高护理工作的质量，确保患者的安全，通过记录工作中存在的问题以及一个个典型的案例，利用晨间交班、科会时对经常发生的某些现象，组织讨论、分析，学习规章制度，帮助护士解决疑惑，引起护士的思考，探索现象背后潜在的风险，那固然是最好的。护士也能通过头脑风暴，探究问题的根本，解决存在的问题。

另外，本案例中的护士长是新上任的护士长，她也正在慢慢适应新的角色、新的环境、新的同事，寻找合适的工作状态。对于科室护理工作，也许只抱着想把它做好和不要出现差错的心理；对于新同事，还在摸索每个人的性格特点、做事风格。也许，这个口袋里的小本子记录了新护士长的所看、所想、所感。看到的是每个同事的工作态度、沟通能力、操作技能，想到的是需要完善的事项、工作中遇到的难点、解决的过程，感悟到的是管理工作的经验、自身的欠缺和如何提高等。这样的记录不仅能使新护士长更好地、更快地投入到工作中，也能通过思考、学习，弥补管理工作的欠缺，工作起来得心应手。

▶▶ 沟通时机

沟通的形成离不开两点：发送信息者和反馈信息者。沟通是人与人之间、人与群体之间思想与感情的传递和反馈的过程。沟通过程由"表达—倾听—理解—表达"循环。管理离不开沟通，沟通已渗透于管理的各个方面。沟通必须关注沟通的主体与客体，以及两者之间的联系。

沟通中必须具有针对性的目标，无目的的沟通就是浪费时间。所以，在沟通前应先做好必要的基本调查、相应的记录整理与分析，以明确具体的沟通目标。在沟通前，建立彼此的相互信任，应用热情大方的态度、诚恳的语气和亲切的微笑来消除对方的疑虑。人的沟通心理是渐进发展的，在交流过程中，对方的微表情、肢体的小动作等，都能体现出其心理变化。我们不妨通过观察他的变化来了解其心理规律，并在关键时刻引入话题。你可以在引起了对方兴趣，或对方兴趣正浓时，引入你的目标话题，这样不容易引起对方的反感，也能让彼此在融洽、轻松的氛围中轻松交流；还可以适时地对对方的话做出积极的回应，比如先用"确实是这样的""我也是这么认为的"等，用心理安抚表示对其感兴趣，再用"而且……""但根据实际情况来看"等，将话锋稍转，引入自己的目标话题。

恰当的沟通时机还包括要把握好沟通的火候，根据对方的反应调整话题，不仅让内容有所节制，避免毫无重点地喋喋不休，以免忽略了对实质问题的讨论，也能不断刺激对方，让其更好地融入话题之中，完成由隐藏区向公开区的转化。在与对方沟通时，如果发现对方参与话题的积极性不高，或言语不多，很可能是对你的话题漠不关心，也可能是害羞或不感兴趣。这时，你需要通过转移话题来挖掘出双方都感兴趣的话题，再设法慢慢地将话题引入自己的谈话范围中。

沟通是一个复杂的过程，不仅传递信息的内容，也包括判断信息的意义。作为护士长，要熟练掌握沟通的技巧，并灵活地运用它，善于抓住交流的契机，不一定要有固定的时间、地点，可以利用交接班和查房的机会沟通，可以随时直接沟通；或把问题集中到一起再约定时间沟通；还可以利用各种会议、病例讨论的机会进行沟通。沟通的时机要恰到好处，既不能过于超前，又不能过于落后，这样就能达到预期的效果。

● ━━━━━ **专家点评** ━━━━━ ●

1. "小本子"的使用，只是护士长日常工作的小工具。勤于记录，是管理者的良好习惯。

2. 关键是如何利用"小本子"记录日常发现的问题，遵循持续改进的优质护理的原则，针对普遍或个别问题，采取不同的管理措施，解决实际的工作问题。另外，有效应用日常发现和记录的案例与数据，开展有效的护理培训，是管理的最佳实践。

（郁舒容）

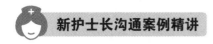

参考文献

[1] 郑沙沙，周红燕.以循证理论为框架的护患沟通技巧对肺结核患者自我感受负担、自我护理能力及病理状态改善情况的影响 [J].黑龙江医学，2023，16：2026-2028.

[2] 孙小康，王雪梅，席小明.沟通技巧在老年人健康体检中的应用 [J].基层医学论坛，2019，36：5316-5317.

[3] 艾勇琦，严金海.基于5W2H分析法的我国医患沟通要素分析 [J].中国医学伦理学，2020，2：210-214.

[4] 谢思思，徐春茹，楼昀，等.夜班医护沟通的质性研究 [J].医院管理论坛，2019，12：29-31，20.

案例 11 面对粗心大意的下属，你该怎么办？

情景再现

某日前夜，护士长二线值班，巡视监护病房时，看到 2 名夜班护士陈护士和王护士在电脑前发生争执。陈护士是工作 5 年多的中等年资护士。王护士是位小男生，刚工作 1 年多。

护士长："发生了什么事情？"

陈护士："一个半小时前提交的力月西，现在都还没有来。后面提交的药都来了。我收了新患者后比较忙。药都是由小王收的。问小王他有没有收到过，他什么都不知道。"

护士长："这么久了，还没给患者用上药吗？"

陈护士："我先用了备药，忙完才发现药没有来。"

护士长："小王，药物清单在哪里？看一下药物清单就知道有没有发过药了。如果是药房没发的话，可以打电话给药房；如果漏发了，叫他们补发。"

王护士："我不记得把药物清单扔哪里了。"

护士长："那今天拿到药的时候，有核对过吗？"

王护士："不是每次都核对。"说完，他就低下了头。

护士长："回忆一下，有没有收到过药，或者想想单子可能被你放在哪里了。"

王护士："收的药有点多，而且其他患者也有开这个药，我一点印象也没有了。"

最后，护士长打电话给药房，药房的同事也由于太忙，忘记是否发了药，而且药房确实有多余的药，经过沟通，药房会再多发一份力月西下来，补齐了备药。

护士长："小王，以后拿到药一定要仔细核对，就算再忙也需核对后再发给各位同事，并且保留当班的药物清单，以便回顾。"

王护士："我知道了。"

事情得到解决了，护士长也没过多说什么，毕竟有时候忙起来确实会很乱。

几周后的早上，早交班前，护理组长找到护士长，小声说："领导，小王化药的时候把溶剂化错了，本来应该化到 5% 葡萄糖注射液内，由于惯性思维，大多数药化在 0.9% 氯化钠注射液中，他没看卡片，他错化到了 0.9% 氯化钠注射液中。药物发生了反应，产生了结晶才发现不对。由于该药比较贵，又是后半夜，没打电话给您，我向药房借了药，跟您汇报一下。小王比较内向，不敢来跟您说，所以我先跟您说一下情况，晚点让他来找您。"

护士长："好的，我知道了。你处理得不错，待会儿交完班，我去找他。他在你们组平时表现得怎么样？"

护理组长："领导，他平时虽然话不多，但做事还是积极的，也会默默地抢着干组内的活，就是经常由于粗心大意，不注意一些细节，会出些小差错，有时候需要给他善后，所以平时多盯着他一点，多叮嘱一下，会好些。"

护士长："好的，时间快到了，你先回去交班吧。"

半小时后，王护士拿着结晶的药找到了护士长。

王护士："领导，我不小心化错了药。这个药该怎么办，需要我赔吗？"

护士长："药物就不用你赔了，到时候你用钉钉申领一下。但是经过这件事，你得自己好好思考一下，你哪些地方需要改进。万一这次药物发生反应没那么快，用在患者的身上，出现了问题，那就不是申领药这么简单了。患者由于你的失误，病情恶化了，或者要被抢救了，那对患者来说是惨痛的代价。对你来说，也是职业生涯中一辈子的阴影了。那你知道化药前后需要仔细核对吗？在我们的任何操作中，都需要三查七对，知道吗？"

王护士："我知道，我在刚开始工作的时候，带教老师及护理部上课的时候，都强调了三查七对。刚开始顶班的时候，我都会一一核对，但往往很慢，做事情会比同事慢很多，有时候会来不及。后来对工作熟悉之后，过于自信了，觉得自己掌握了很多东西了，想提高工作效率，就慢慢省去了一些步骤，没想过会有什么后果。"

护士长："不知道你有没有听过一句话，初生牛犊不怕虎。我们在护理这个职业生涯中也是，往往年资越高、工作经验越足的护士，更是小心谨慎，更具有慎独精神。我们面对的不是一个个简单的故障机器，不是一道道加减乘除的数学题，它们修不好或者算错了，也不会怎么样。我们面对的是一个个患者，一条条鲜活的生命，我们不能有一点点的错误。护理部为什么会有那么多查对制度及操作流程呢？就是为了避免一些不必要的错误及疏忽，我们要对患者及其家属负责，同时也是对自己负责。只有做到不停地核对，养成一个好习惯，做到不偷懒、不走捷径，提高效率靠的是熟能生巧，而不是偷工减料，学习更多的专业知识及操作技能，才能在漫长的职业生涯中不留遗憾。即使面对救不回来的患者，我们也能问心无愧地说真的尽力了。"

　　王护士在听完护士长的这番话后，表情也变得认真起来，在一段长时间的沉默和思考后，说："护士长，今天听了您的这番话后，我懂得了很多，意识到了事情的严重性，也知道我们工作的重要性，在今后的工作中，我会更加小心谨慎的。"

　　经过此次谈话后，护士长通过一段时间的观察发现，王护士在工作中变得沉稳起来，偶尔有些小问题，通过严格遵守"三查七对"的工作流程，自己也能及时核查发现，护理组长也反馈说他进步了不少，不用再那么操心了，可以放心让他做一些事情了，他是一名不可多得的组员。

问题思考

　　1. 发现粗心大意的护士做错事，我们该如何处理，指责让其负责还是有另外的方式？

　　2. 如何让护士知道粗心大意的严重性，知道慎独的重要性？

经验分享

"慎独"语出《礼记·中庸》："莫见乎隐，莫显乎微，故君子慎其独也。"意思是：即使在别人看不见、听不到的地方，也要始终有如履薄冰的谨慎、居安思危的忧患、严以修身的自律。这是自我约束的体现，更是自我完善、自我超越的高尚境界。医务人员的道德包括革命的人道主义精神、高度的责任感、高水平的医疗技能；当独处工作时，谨慎遵守道德守则，严格按照各项操作制度，杜绝任何影响工作、对患者不利的坏事。要把每一件事情都作为自己的道德修养的考验，从小事入手，审慎办事，谨慎小心，一丝不苟，每一件事都从细心做起，竭尽全力，以促进患者早日康复。

其实，作为一名临床护士，大多数时候，我们都是独自操作着工作中的事情，而护士的工作往往比较琐碎又繁忙，如果没有慎独意识，在繁忙的工作中，很容易渐渐地变得投机取巧。减少一些必要的步骤，抱着一直都没事发生的侥幸心理，在快速完成工作的同时，有时候还会觉得自己特别"聪明"，沾沾自喜，觉得自己特别"厉害"，能做得比别人快，不像其他同事一直忙忙碌碌，看起来总是停不下来的样子，在急于求成中渐渐迷失自我。这个时候，其实特别需要一个声音去"喊醒"他，不然"喊醒"他的可能是某一个护理差错，甚至有可能是医疗事故，那后果将难以想象，也是最令人心痛的结果了。就像这里的王护士，他也说出了他的想法，由于工作不久，发现自己做得比别人慢，就开始想办法让自己快一点，结果慢慢养成了不好的习惯，对有些步骤偷工减料。没发生什么或者没发现什么，我们其他人是不知道的。如果一个人经常犯些小错误，虽然都是些小问题，但是不引起重视，他犯的一些小毛病，总是有人替他善后，久而久之，他就不会意识到这些小问题会有什么后果，而跟他长期搭班的人就会比较累，不仅很难放心地把一些事交给他，还需要时刻留意着。所以，之前他的组长需要经常去问一下他"磨的口服药，核对过吗？""这个做过了吗？"没有养成一个好的习惯，自己是便捷了，但能量是守恒的，其他人可能需要做得更多了。没有人在刚开始工作时是为了变成一个别人眼中的"阿斗"，只是久而久之，一个人养成了不好的习惯或者不好的工作理念，如果这个时候没有人"唤醒"他，那么可能工作了多年后的他，依然是那个在工作岗位中并不出彩、小错不断的他。所以，作为新护士长，发现了之后，应该怎么做呢？怕自己给下属留下刚上任就如此严厉的印象，帮他解决事情后，稍微说几句就算了，让他自己慢慢改正；还是严厉地惩罚及指责，上报不良事件，在全科室通报批评，给他"长记性"，顺便立威。当然都不是，作为一名新护士长，发现有粗心大意的下属，应重视起来，了解原因，循循善诱，指出其问题，告知可能的严重后果，让他引起重视，并在之后的工作中多加留意，使其成长起来。

　　慎独是每一位护理工作者的自我要求和自身修养，是一名合格的护理人员的必备品格，那么如何培养护理人员的慎独精神，从而让那些粗心大意的护士也谨慎行事、坚持原则？可以从以下几点做起。

　　第一，营造科室的正向氛围。护士长在日常护理管理的活动中，始终把坦诚、勤奋、克己、慎独、善良作为评价护士的一个重要指标，要求护士在日常的护理工作中，时时刻刻待人处世真诚、无私，使护士认识到做事重要，做人更重要。把护理工作与培养自身的慎独精神紧密结合在一起，使大家达成共识，树正气，抓内涵，形成倡导慎独精神、培养优良品质的科室大氛围，提升护理工作的内在质量。

第二，开展护士的素质教育。提高护理人员的专业素质及文化素质，在培养护士的专业知识和技术水平的同时，也需要培养工作素质。只有发自内心的善良和律己，通过换位思考，端正自我，从内心出发去做每一件事情，自觉完成无人监督的每一件事情，才能对每一位患者负责。另外，对人的关爱、真诚、善解人意依托于文化层次这个载体，否则被关爱者也不易准确感受得到。因此，作为护理管理者，在主抓专业素质的同时，也要抓好文化素质的培养，有针对性地让护士多读书，组织护理人员感受人情味，体验到来自护理管理者的人文关怀。感受生活，学会感恩，认识生命，体会做人的道理，从而理解人、尊重人，帮助患者、关爱患者，提高护士的人文素质，增强各方人际关系的协调能力。外塑形象，内提素质，从根本上塑造护士的优良品质，努力培养护理的慎独精神，为患者提供更加优质高效的护理服务，紧密联系护患关系，创建和谐有序的护理工作局面。

第三，发现问题，及时纠正。护士长在日常的护理管理活动中，发现护士身上存在的缺陷和不足时，决不能放任自流。放任自流就是姑息纵容，养痈遗患。久而久之，这些坏的典型就会带动别的护士，发生"短板效应"，继而影响到整个护理团队的士气和素质。俗话说："一颗老鼠屎坏了一锅粥"，护士长就是那个避免老鼠屎进入粥的守护者。护士长在平时发现问题时，要立即指正，及时纠正某些护士的不良行为，促使其尽快步入正轨。再者，只有每一个专业且自律的护士，才能共同组成一个良好的护理团队，带动所有人往好的方向发展。除了自我管理，团队的正向监督也是尤为重要的，毕竟护士长一个人的监督力量是相对较小的。因此，护士长可以成立监督小组，大家互相监督，互相帮扶，组成帮扶小组，共同进步。在时间的长河里，一个良好且稳固的护理团队才能带动更多的新护士走向成熟。

总而言之，慎独，讲究的是内在的定力；是古人常说每天三省吾身的省思；是在无人时、细微处，如履薄冰、如临深渊，始终不放纵、不越轨、不逾矩。慎独则心安，慎独则内省不疚，慎独则无忧无惧。哲学家康德说："真正的自由不是随心所欲，而是自我主宰，自律即自由。"希望临床中的每一位护理人员都能满怀慎独和自律之情，用爱心、耐心、细心抚平患者的病痛之苦，希望多年以后的我们依然不忘初心，恪尽职守，以患者的身心健康为重，让慎独精神贯穿始终，为患者的生命安全和自身的职业安全搭建幸福的桥梁。

专家点评

1. 护士长及时发现护士工作中存在的认知、工作态度及工作流程中出现的问题，通过认真细致的谈话，帮助新护士提高对工作流程的认识和重视，改变工作作风，确保护理工作的质量。

2. 建议护士长充分利用本案例，开展护理工作的流程与质量培训，对提高护理质量，特别是新护理人员改变工作态度、培养良好的工作习惯，有直接的教育意义！

（陈　雅）

参考文献

[1] 张一红. 新时期护士慎独修养的表现及影响因素分析 [J]. 中国医学伦理学，2016，29（4）：717-718，722.

[2] 朱丽丽，薛松梅，张会敏，等. 多维透视下护理本科生"慎独"品质分析 [J]. 护理研究，2015，（23）：2881-2882.

[3] 张敏，王文娟，马燃，等. 护士的慎独素质与护理质量的相关性分析 [J]. 中国保健营养，2018，28（9）：174.

[4] 韦芳芳. 慎独精神在护理管理中的应用 [J]. 临床医药文献

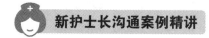

电子杂志，2019，6（76）：191，198.

[5] 吕婷，李娟利，陶香梅，等.慎独修养与护理工作新论[J].中国医学伦理学，2010，23（6）：33，129.

[6] 罗盈，侯芳，王靖，等.护士的慎独修养与培养[J].中国美容医学，2012，21（18）：794-795.

案例 12　如何让护士有"主人翁"意识？

情景再现

陈护士长刚好路过分诊台，分诊护士小袁正在为几位患者进行分诊，其中一位患者家属正愤怒地喊着要投诉，她赶紧上前了解情况。

原来是一位85岁老人的儿子张先生，带其父亲来看病，发现急诊排队的人非常多，就来询问分诊护士能不能"插队"。分诊护士说大家都是来看急诊的，谁病重谁优先就诊，然后就没再理会张先生，自顾自继续分诊其他患者。张先生又再次提出，患者年纪大，真的有点等不住了，希望有领导出来管理一下。分诊护士回复，急诊没有老年人优先就诊的规定，她也没有办法。这时候，张先生就开始情绪激动，指着分诊护士说："要是你家里长辈生病了，你也让他这样等着吗？你没法，那叫你领导出来。"分诊护士听了非常生气，指着墙上的牌子说："那你去投诉好了。"这才有了陈护士长刚刚看到的一幕。

陈护士长首先了解了患者的病情并进行评估，发现患者的生命体征平稳，但因为近几天未正常进食，体能虚弱，于是请值班医生优先诊治，并安抚患者家属。

陈护士长安排当班组长暂代分诊护士的岗位，把分诊护士小袁叫到办公室。

"护士长，您觉得我错了吗？我们急诊科确实是不能插队。要是每个人都觉得自己病重，需要优先看，那我们还怎么干活呢？"小袁忐忑地说。

陈护士长："小袁，你先坐下，休息会儿。今天的分诊班确实很忙，你辛苦了！"说着，护士长给小袁搬来了椅子，示意她坐下。"小袁，我们急诊科确实是有危重患者优先就诊，一直以来都是遵循这个原则，但是当患者提出意见或需求时，我们的应对方式是不是可以再委婉一点呢？"

小袁不好意思地低下头，"护士长，可我真的太忙了，我已经说了不能插队，他还一直追问我，还说我家里人怎么样的，我就有点不耐烦了。"

"然后你就让他去投诉吗？"陈护士长笑着说，"你知道吗？小袁，如果患者家属拨打了投诉电话，受理的领导就会打电话给我询问情况，我们又要对事情进行回顾，必不可少地还要对患者及其家属安慰一番。虽然事发当时，你看似撇清了自己的关系，把事情弄到投诉部门处理，但实际上，在患者的眼中，我们都是同个医院的工作人员，矛盾一旦升级，小事就可能变成大事了。"

小袁无奈地说："可是，我一个小护士也没办法帮他，而且我这次如果帮他插队，他下次来了，我还要帮他，没完没了。像他这次说要投诉，我们就给他优先看，他会更加嚣张，以后拿投诉威胁人。"

"小袁，你忘记我说过的话了。我们急诊科是一个大家庭，遇到你不能解决的事情，可以来找我，可以找组长，还可以找值班医生，我们都会来帮你。你别生气，患者家属说你家里人什么的，我们就理解为他是着急他父亲的病情，他让我们设身处地为他着想。但世界上哪有那么多的感同身受，他怎么不理解我们护士也非常辛苦，是吗？"

小袁眼眶微红地说："是啊，护士长，他们怎么不能理解我们呢？"

陈护士长语重心长地说："小袁，理解是相互的，沟通也是，很多时候，我们都是缺乏沟通。其实，这样的事情在我们急诊科经常会遇到，在事情发生的最初，我们就争取把事情解决，一旦有'投诉'的小火苗，我们就立即将它熄灭，下次你再遇到这样的事情，会怎么做呢？"

小袁思考了一会说："我会先查看患者的病情，看是否真的需要优先就诊，在自己的能力范围内帮助他。如果我不能解决，我就请组长或者您帮忙，您觉得可以吗？"

"很好，小袁。当遇到类似的事情时，我们第一时间给出我们积极的态度，这是解决问题的良好开端，我们一起加油！"

小袁经过和陈护士长的一番沟通，心情舒畅地重返分诊岗位继续工作了。

问题思考

1. 当护士把"投诉"置身事外，要如何做？
2. 如何让护士有"主人翁"意识？

经验分享

临床护理工作不是简单的流水线作业，我们面对的是形形色色的人。这份工作有欣慰和喜悦，也有烦恼与委屈。当我们的工作得到认可和尊重时，我们就会有成就感；而当出现问题不被理解尊重，甚至遭遇患者或其家属投诉时，我们也会有挫败感、委屈感，甚至是有些许恼怒。面对质问，常有护士说："我也没有办法，那你去投诉好了。"甚至自我安慰："大不了我辞职。"这导致事态朝不可控的方向发展，激化我们与患者或其家属的矛盾。

护士把"投诉"置身事外，体现出他没有处理"投诉"事件的能力，且没有把自己当成医院的一分子。海之所以成为海，是由许许多多的小水滴汇聚而成，医院的高质量发展，关系到每一位医院的职工。

因此，作为基层管理者，应当培养护士第一时间解决问题的能力。当问题出现时，我们需要做的是正确面对问题，谨记"态度决定一切"。患者投诉或抱怨的时候，一定要谨慎行事，摆正心态。无论投诉是否合理，都要耐心聆听，并做出适当的回应，要记住：患者就是患者，患者可能不完全对，但患者终归是患者。我们要站在患者的角度考虑问题，假如这件事情发生在你身上，你又会怎么做？设身处地地想一想，处理思路就会更清晰了。大部分的投诉源于他们绝对不满意的地方，要明白，既然是投诉，那么患者或其家属必然带着不满甚至是愤怒的情绪，他们的语言或多或少都会不客气，甚至是添油加醋。当患者或其家属说了过分的话时，不要针锋相对，要冷静。无论问题发生在谁身上，不要着急为自己辩解，以正确的心态耐心倾听，让他们发泄不满的情绪，当对情况有一个大概的了解，再进行沟通和补救。理解对方当时的气愤和冲动，不急于推卸责任，表现出我们的理解与同情，这样对方会感觉到我们是为他们着想的，进而冷静下来，更容易接受我们的解释和补救措施。如果确是我们的过错，那就诚恳地道歉，给出相应的解决方案，并征询对方的意见。若患者的

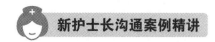

要求合理，应迅速做出反应；如果碰到不好处理的，特别是一些"无理"的或难以达到的要求，可以请示上级协调解决，避免矛盾激化。

护士长，是护士们最亲近的上级，要给予护士们更多的支持，培养护士的"主人翁"精神，发挥护士的主观能动性。用经验进行武装，可以把"投诉"处理得当的案例给大家分享，预防投诉，把投诉的"火苗"掐灭在源头。对投诉进行深刻的思考，从投诉中寻找不足，发现源头，避免在同一个地方上再摔跤，调整好自己的心态。特别是在工作繁忙时，我们要提醒自己，任何的不良情绪、抱怨都不能帮助解决问题，护理人员更应该提高服务水平与沟通技巧，拥有包容的心态与机智的反应。

从医院层面出发关爱护士，医院在制定各项规章制度时，从员工的切身利益出发，重视对员工的精神鼓励，培养员工"主人翁"的意识。医护人员只有将个人的工作完美融入医院的发展事业中，医院才能得到快速发展。因此，必须加强思想政治教育，引导员工深入学习党的二十大精神，不断向医护人员灌输积极向上的政治思想，坚定正确的政治方向，树立正确的世界观、人生观和价值观，不断加强服务意识和职业道德教育，在为实现崇高的社会理想和医院愿景而奋斗的过程中体现自我价值与职业理想。

专家点评

1. 急诊护士与患者家属的沟通，是典型的"邀请挨打"的互动心理模式（"邀请投诉"）。双方相互用语言刺激，导致冲突升级。从本案例中，我们应学习引导沟通冲突的走向，从而达成共同目的。

2. 护士长在首先解决了患者需求的基础上，马上引导护士分析沟通问题，寻求解决问题的方法，引导护士自我改善沟通与解决实际问题的能力。本案例无论是从沟通还是从护理管理的角度，都值得我们认真学习！

（黄　臻）

参考文献

[1] 蔡天凤. 上海市公立三甲医院护理人员激励问题研究 [D]. 上海：华东师范大学，2021.

[2] "凝聚效应"带给企业安全管理的启示：不断增强企业内部的凝聚力，能够让企业员工拥有更强的主人翁意识，进一步提高企业员工自身的安全责任意识 [J]. 中国安全生产科学技术，2021，2：2.

[3] 马永红，敬洁. 护士建言行为的研究进展 [J]. 现代临床护理，2022，7：70-76.

案例13　从失误中学习：共同反思与增强责任感

情景再现

某日下午，护士长巡视内镜洗消间，查看洗消员洗消胃肠镜的质量情况，发现一根肠镜的洗消灌流管脱出，并且没有及时被接回去。当所有的手工清洗流程结束后，洗消员直接将镜子放入洗消机进行消毒。

护士长："张阿姨，你知道清洗肠镜时哪些接口需要连接洗消灌流管吗？"

张阿姨："知道。"

护士长："在清洗肠镜时，你有确认过每个接口的灌流管是否都安装到位，没有脱落吗？"

张阿姨："那没有，但是每个灌流管肯定都安装上了的。"

护士长："是的，你作为内镜洗消小组长、经验丰富的老员工，清洗镜子、连接灌流管、上机等这些操作，从流程和技能上来说是无可挑剔的，你是各位阿姨学习的榜样。

张阿姨："那是的，洗镜子都有 8 年了，就跟做家常菜一样。"

护士长："那你有没有发现刚才一根肠镜在清洗过程中，其洗消灌流管脱出了呢？"

张阿姨："发现了。"

护士长："那为什么没有接上去呢？"

张阿姨："我想着前面已经有一段酶液清洗过了，少灌洗一点也没事，反正到洗消机了，用消毒液还会消毒一遍的。"

护士长："张阿姨，酶液清洗和灌流是清洗镜子的第一关，如果清洗或者灌流不充分，时间长了，镜子内部的管腔会形成生物膜。一旦形成生物膜，内镜就很难清洗干净，从而影响消毒效果，细菌在内镜管腔里残留，引起患者交叉感染，导致患者患病。"

张阿姨："那我还真没想到那么多，不知道会这么严重。"

护士长："所以，一定要严格按照洗消规范清洗，每一步都很重要，每一步都不能少，每一步都不能偷工减料。医生、护士是为患者看病诊疗的，你们是为镜子保驾护航的。没有镜子，医生就不能进行内镜下诊疗，所以，你们是内镜操作的第一关，也是最后的防线。在内镜中心，你们和医务人员同样重要，同样需要严谨。如果这一根内镜，是给你家人用的，你还会觉得少灌流一点也没有关系吗？试想，如果患者来我们医院看病检查，因为内镜洗消不彻底而导致做了胃肠镜反而生病了，我们怎么去面对患者、面对患者家属？怎么再去面对这一份工作？"

张阿姨沉默了一会儿。

张阿姨："护士长，我马上重新洗一遍。我以后洗镜子都会去想一想，这根镜子洗完后是给我家人、朋友用的。"

1个小时后，护士长再次巡视内镜洗消间，查看洗消员内镜清洗是否符合规范，发现张阿姨不仅采用的洗消方式符合规范，并且每次安装完灌流器后都会检查一遍是否松动，同时查看管腔，确保灌流液通畅。在小组长张阿姨的榜样作用下，其余洗消员都纷纷学习，不仅规范了全流程洗消，还相互监督。

第二天，护士长将部分国内外因内镜清洗消毒不合格而导致患者患病的案例分享给洗消阿姨，并组织洗消员进行阅读与讨论、谈感受。张阿姨以及其余的洗消员都意识到内镜洗消的重要性和严谨性，并认识到自身的重要的职责所在以及自身在团队里的不可或缺性。

问题思考

1. 发生洗消人员工作中的失误时，我们如何及时发现并处理问题？

2. 如何与洗消人员沟通，使其增强责任感、有担当意识？

经验分享

习近平同志曾指出建设联合、精干、高效的后勤^①，体现了对现代化后勤建设规律的深刻把握，为后勤领域聚焦保障打赢、加快转型重塑明确了目标引领。

后勤工作中，工勤人员普遍的薪资水平不高，综合素养不高，沟通能力不足，缺乏工作责任心，主要表现为：工作态度敷衍、粗心大意、不按规章制度及流程执行、不能做到爱岗敬业等。面对这样一个团队，就需要管理者时刻保持警惕，定期巡查，直观地了解洗消人员的工作状况，发现可能存在的问题。作为管理者，发现问题后需查询原因，积极倾听员工的想法，深入了解问题存在的原因与背景。

此案例中，洗消员张阿姨虽已经发现灌流管脱落，但仍未去解决，对该事件未给予重视，对洗消环境的重要性认识不足。管理者与当事人在沟通过程中发现，洗消员虽已看见灌流管脱落，却未去连接：一方面是洗消员的意识形态领域有问题，对医疗器械的全流程洗消的严谨性与重要性认识不足，对医疗不严谨可能造成的严重事故认识不足；另一方面是慎独性不足，缺乏监督机制，想着反正没人看见，存在着侥幸心理。面对当事人的陈述，管理者应给予积极的反馈，确认自己的理解是否有误，同时针对发现的问题，应与当事人共同探讨解决方案，将部分国内外因内镜清洗消毒不合格而导致患者患病的案例分享给她，告诉她内镜清洗消毒的重要性，并鼓励对方提出自己的想法和建议，以便达成共识并解决问题。内镜洗消工作由于工作的特殊性，工作上很多都是老手带新手。他们不是后勤专业出身，不懂专业知识，没

---

① 摘自习近平，《大仗小仗都要打保障——关于建设强大的现代化后勤》，解放军报，2022 年 10 月 12 日。

有接受过系统的培训，工作态度很多是凭个人习惯。这就必须要我们经常督促，及时发现并提出问题，并经常组织学习来研讨工作中碰到的问题，学习新知识，共同进步。

提高内镜洗消人员的责任感是一个多方面的工作，涉及培训、管理、职责和监督等方面。以下是一些建议。

第一，专业培训。为内镜洗消人员提供专业培训，鼓励其多参与省市内外的内镜感控相关会议，使他们了解内镜洗消的重要性，掌握正确的洗消方法和流程。也可以采取集体"会诊"，召开"小诸葛"会，一事一议，攻坚克难，不断提升洗消人员解决实际问题的能力。通过这样的培训，他们可以更加明白自己的工作对患者安全和医疗质量的影响。

第二，明确职责。制定明确的职责和工作流程，确保每个洗消人员清楚自己的责任和任务，各司其职，有助于她们更加专注和认真地对待工作。

第三，建立监督机制。设立专门的监督人员，定期检查内镜洗消工作，确保洗消质量和流程符合要求。对于不符合标准的情况，及时进行纠正和处理。

第四，加强沟通。加强与洗消人员的沟通，了解她们的想法和需求，帮助她们解决实际困难。通过定期与内镜洗消人员进行工作反馈，可以使其更加明确自己的工作方向和目标，同时可以增强员工的归属感和责任感。

综上所述，内镜洗消人员是医院胃肠镜检查正常运作的重要保障，需要通过综合施策，提升内镜洗消人员的责任感和工作质量。他们的工作需要细致入微的工作态度，需要保持持续学习的态度，需要具备勇于承担责任的品质，需要良好的团队合作精

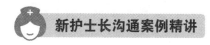

神。只有这样，才能为患者提供更加安全、高效的医疗服务，用专业与责任为患者筑起一道坚强的安全屏障。

专家点评

1. 本案例中，护士长敏锐地发现问题，通过循循善诱的沟通，启发当事人认识到工作的责任心，并及时纠正错误的行为。

2. 护士长后续找到相关资料，与当事人共同学习，提高对消毒质量的高度重视和责任心；不仅鼓励当事人自己学习，还与全科同事分享案例教训与学习资料，共同提高认知，并培养高度负责的意识。护士长的沟通与教育方法值得我们学习。

（冯　丹　俞玲芝）

参考文献

[1] 大仗小仗都要打保障——关于建设强大的现代化后勤 [N]. 解放军报，2022-10-12.

[2] 王丹，肖琼. 创新思想政治工作模式 提高公安后勤工作实效 [J]. 南方论刊，2022（12）：103-105.

[3] 王学望，李敏. 医院后勤职工与临床加强沟通的重要性分析 [J]. 现代商贸工业，2022，43（20）：107-108.

第 2 章
新护士长与服务对象（患者及其家属）的沟通

案例 14 你真的听懂患者说的话了吗？

情景再现

某病区的出院患者来到护士站，诉左手上臂原留置针置管处的皮肤轻度红肿，伴轻度的疼痛。患者当时的情绪激动，要求给予处理。

患者："你们的领导是谁？我要投诉！我在你们医院花了2000 元，身体没好，现在手还肿了，你们自己看看，不把问题解决，我一定要投诉！"

张护士打断患者："你别吵，我先看下你的手。你是几号出院的？手有没有过度运动？"

患者："什么意思？运动跟我的手有什么关系？你说这是我自己的问题！"

张护士翻了个白眼："我没有说是你的问题，你大吵也解决不了问题。"

患者拍了下桌子："你这是什么态度！我要找你们的领导，我要投诉。"

问题思考
1. 针对患者的投诉，我们首先应该怎么做？
2. 如何学会正确倾听，建立有效的护患沟通？

经验分享

莫里斯曾说道："要做一个善于辞令的人，只有一种办法，就是学会听人家说。"也就是要学会倾听。在医患沟通的过程中，倾听就是鼓励患者把自己的意见和感受表达出来，医护人员积极地对患者传达的全部信息作出反应的过程。养成倾听的态度和习惯是作为一名医护人员的重要素质。本案例中，针对患者的投诉，医护人员应该首先耐心倾听患者的抱怨，不要轻易打断患者的叙述，也不要批评患者的不足，而是鼓励患者倾诉下去，让他们尽情倾诉心中的不满。如果医护人员对患者所说的某个问题或者事实有不同的看法，最好不要直接对患者进行诘问，如案例中"手有没有过度运动"，这样的说法带有很强的攻击性，易使患者感到你不仅对这个问题或事实有看法，而且对他本人都有意见，从而造成不愉快，堵住了沟通的渠道。以征询的口气与患者就某一点进行友好的探讨，例如可以说"您的手肿了，确实是一个值得关注的问题，我非常愿意就这一问题交换看法"。这样能得到对方的允许，会让对方比较容易接受，愿意听你表达自己的观点。

从倾听开始，建立高效的护患沟通，可以分为三步走。

第一步：先听再说。首先，用深呼吸来平稳自己的情绪，将注意力集中到患者的身上，让自己能够调整心态，静下心来认真听患者说话。同时，在接收患者传达的信息时，要习惯性地确定患者的情绪、事实和期待。针对患者的情绪，你要做的不是跟他辩论事实真相，而是安抚他的情绪。只有先把恶劣的情绪平息下来，双方才有沟通的基础。接着，根据患者的描述，根据自己的经验和对事件本身的了解，还原事实。最后，找出患者内心真正的期待和需求，最终解决问题。

第二步：适当提问。在倾听的过程中，适当地提一些问题，既是对患者说话的反馈，也是传递对患者的尊重和关注。提出的问题既可以是开放性的，也可以是封闭性的，目的是诱导患者继续表达，将内心想说的话都说出来。封闭式提问能让患者直接坦率地作出回答，使医护人员能够在短时间内获得大量的信息；开放式提问有利于患者敞开心扉、发泄和表达被抑制的感情，讲出更真实的情况。两种提问方式在医患沟通中常交替使用，以获得更多的患者信息。

第三步：准确复述。倾听者在听完后，不妨复述一下患者所说的内容，以保证自己接收的信息是完整的，避免医患沟通中出现差错或有理解不到位之处。复述是用简单、概括的方式将患者的叙述重复一遍以核实自己的感觉，表明确实了解患者所要表达的内容，并促使患者进一步说明他的观点，将主题推向更进一步的话题。

▶▶学习倾听的技巧，全力以赴地沟通

1. 用心倾听。听患者诉说的时候，要聚精会神、积极专注，不能一心二用、做其他的事情。应该注视对方，与对方有目光交流。

2. 认真记录。把重要的话题记录下来，是避免造成消极倾听的一种重要方法。认真记录代表一种态度，表示你对患者的意见非常重视，愿意接受。倾听者边听记边反馈，这样可以鼓励患者

一直说下去。

3. 听清、听全。一定要听清楚患者所说的话，没有听明白时，要学会澄清、核实患者所说的话的含义，一定要听患者把话说完。允许患者有思考的余地，引导患者从各个方面去思考问题，直至把心里的话全部说出来。

4. 不轻易打断。不轻易打断患者的诉说，因为这样不仅很不礼貌、不尊重对方，而且容易打断患者的思路，造成思维混乱，让患者感到紧张和不安。不随便插话，不急于反驳，不急于否定和更正。如果听者真的有很重要的话要说，首先应该用"对不起，我能打断一下吗？"或者用"我能理解你的心情！""我明白你的意思！"等语言委婉地咨询患者的意见。

5. 要有反馈。倾听时不能够始终保持沉默，要适当地给予反馈，表示你在认真倾听，还可以表达你的态度和鼓励。例如，你可以发出"嗯，嗯"的声音表示响应，或者用"我理解你的心情"表示理解，或者用"说得对，接着说，这很重要！"表示鼓励；如果需要澄清，可用"你刚才说的意思是……""你刚才是说……"等。

6. 注意肢体语言。医护人员传递给患者的信息不仅是语言，还有非常重要的非语言信息。积极、接受、共情的倾听表现在肢体语言上应该是：倾听时用眼睛不时地注视对方，并传递一种友好、关心、接纳的信息；向前倾，双手放在桌子上面，一手拿着笔，一手放在记录本或病历本上；不时地记录，表示对患者所谈话题的重视；不时地点头，表示理解、同意和赞许。

专家点评

1. 案例情境是护理工作中经常遇到的患者投诉的对话。护士应通过案例学习，特别是案例分析和情境演练，熟练掌握应对投诉的能力。

2. 在认真倾听患者第一句话的同时，护士应敏锐地观察和感受到患者的不满与愤怒的情绪，明确患者要处理手肿的需求，并意识到患者可能提出的投诉。

3. 护士可直接回应患者的需求，并用语言安慰："来，先让我看看您的手！"这样既回应了患者的需求，又体现关心患者，转移其愤怒和不满的情绪，同时开展专业的评估，为后续处置手肿和开展安抚情绪、化解投诉，创造良好的氛围。

（孙琼慧）

参考文献

[1] 晏英，刘欢.医患沟通中促进式倾听技能的应用初探[A].中华医学会医学伦理学分会第十九届学术年会暨医学伦理学国际论坛论文集，2017：514-518.

[2] 宫剑，唐婷.倾听概述及临床应用[J].家庭医药，2018（10）：313.

[3] 王亚芳.浅析沟通在护理工作中的运用[J].临床医药文献电子杂志，2020，50：192，194.

案例15　诚信构建和谐的护患关系

情景再现

老年医学科室里多是患有脑血管疾病的老年人。在带教新同志配药时，不小心打碎了一支价格昂贵的治疗脑血管疾病的针

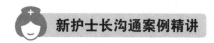

剂，该护士长立刻到床边跟患者解释。

护士长："王阿姨，早上好，今天感觉怎么样？"

王阿姨："护士长，早上好，我感觉好多了。"

护士长："王阿姨，跟您说个事。不好意思，刚刚化药时不小心打破了一支脑钠肽，我已经让医生另开一张处方，重新去买药了。您这边打针要稍微晚点。"

王阿姨："护士长，没事的，我这里还有药，先拿去用，不用你买了。"

护士长："王阿姨，这个药是我们打破的，应该赔，谢谢你的理解。"

王阿姨："护士长，你平时这么照顾我，每次来住院都特别关心，我特别感谢你。"

护士长："王阿姨，这是我应该做的，谢谢您的肯定！"

隔壁床的李阿姨激动地说："护士长，我妈妈常年躺在床上，痰咳不出来，上次夜班的情况紧急，那天幸亏你在，抢救及时才救了她一命。你还每天来指导我们翻身拍背，真的太谢谢你了！"

隔壁床的张大爷也加入话题："护士长，你不放心我一个人，昨天还亲自陪我去检查，还跟我讲了很多的注意事项，我们都看在眼里。"

护士长回到换药室，新同志小潘不解地问："护士长，这个药这么贵，我们少化一支不就完了吗？"

护士长非常严肃地说："小潘，我们不能这么做。工作中无论做什么，我们都要对得起自己的良心，对得起这份工作，更要对得起生病的患者。"

新同志小潘："护士长，我明白了，我以后不会这样了。"

第2章　新护士长与服务对象（患者及其家属）的沟通

1. 该护士长是如何做好"诚信"工作的？
2. 如何用诚信建立和谐的护患关系？

经验分享

▶ 诚信——始于心，表于行，终于信

始于心：沟通要以诚相待才能赢得他人的信任。当该护士长化药时不小心打破了针剂，第一时间向患者及其家属真诚地道歉，解释缘由，再采取有效的补救措施。当事人护士长心怀坦荡，言之可信，向患者传递真实的信息，并以自己的补救措施维护信息的说服力。不仅如此，护士长诚恳地争取患者的反馈信息，真心实意地听取不同的建议，建立护患之间的信任和感情。

表于行：诚信于职责，践行护理规范和制度。该护士长在日常工作中为患者提供支持、表达关心、帮助患者，与患者建立良好的信任关系。入职以来，该护士长以精湛的护理技术和真诚的服务深受患者及其家属的好评，经她照顾的患者每一个都对她表示由衷的感激和信任。同时，作为管理者，以实际行动告诉下属，无论何时，都不能忘"诚信"二字。针对下属的错误想法，护士长立即严肃地予以纠正，让下属了解到自己的错误认识。作为一名管理者，诚信于职责，贵在行动。护士上班的时间长，在无人监督的情况下严格执行护理制度和规范，是保障患者安全的关键，也是考验每个护士的诚信。

终于信：该护士长精湛的业务素质和真诚的服务得到患者的肯定与信任，双方建立了一座信任的桥梁。护患双方的关系密

切、合作方便。和谐的护患关系不仅促进患者疾病的康复，也为护理人员顺利开展护理工作得到保障。同时，该护士长的诚信品质和行为影响下属的认识、态度和行为，促进护士长和护士坦诚互信的关系，激发员工工作的积极性和主动性，使得护士之间能更好地沟通和合作，今后更好地开展护理工作、提高护理质量。

那么，如何用诚信建立和谐的护患关系呢？

首先，诚信的护患关系应该建立在相互信任的基础上。案例中的护士长具备高尚的医德、良好的修养和优秀的品质，实实在在地为患者办实事，设身处地地为患者着想，患者都很信任她。当发生药品打碎事件时，患者不但不要求赔偿，还感谢护士长的关注照顾，甚至这件小事引起多个患者的连锁反应。日常工作中只有无私地为患者服务，取得患者的信任时才能建立良好的护患关系。

其次，建立诚信的护患关系，还必须具备高素质的护理队伍，要深刻认识到护理工作的职责所在。在完成护理工作时，应具备爱心、责任心和慎独精神。要扎实掌握与疾病相关的知识，精准地为患者解答问题，熟练掌握各种护理操作技能，增加患者的信任度。案例中的护士长在患者病情发生变化的紧急关头，处理到位，挽救生命，从而得到了患者的感激和信任，使得护患关系得到升华和发展，同时使得护士的自身价值得到充分体现。

最后，要建立诚信的护患关系，护士的语言修养也是一个不可忽视的方面。该护士长的一句问候"早上好，今天感觉怎么样？"和一句感谢——"谢谢您的理解！"能给患者带来一种亲切、温暖的感觉。接待患者时，态度温和，语气友善，认真倾听患者的诉求。当患者为疾病所困、寂寞无助时，安慰鼓励患者，培养其乐观的情绪，增强患者战胜疾病的信心。一句亲切的问候、一声热情的招呼、一席温暖的安慰能产生意想不到的心理效应，从而增加患者对护士的信任和敬重。

"诚"是一种品质，"信"是一种评价。诚信是人世间最美好的情感，是中华民族的传统美德。作为一名护理工作者，诚信于病患，诚信于岗位，要时刻提醒自己，践行规范和使命不打折扣。

专家点评

1. 本案例是护士长成功处理一次工作失误的经验呈现。护士长勇于承担责任，通过问候、真诚道歉、提出弥补的解决方案的全要素沟通交流，赢得患者的理解、支持和合作，化解了有可能产生的护患冲突。这值得护理管理者学习。护士长对其他患者的无微不至的护理照顾，赢得了病房里许多病友的称赞，为解决本次沟通奠定了良好的护患沟通的环境。

2. 护士长勇于担当、真诚对待患者，帮助新护士树立真诚的爱心天使的形象，身教大于言教，为新护士树立榜样。

（孙琼慧）

参考文献

[1] 张兵，徐晓岗. 医患沟通在建立和谐互信医患关系中的作用 [J]. 现代医药卫生，2011，22：3505-3506.

[2] 刘丽娟，贾丽. 护患沟通诚信服务 [J]. 世界最新医学信息文摘，2018，10：218.

[3] 张迎庆. 临床护理工作中护患沟通现状及优化策略 [J]. 智慧健康，2020，6（28）：99-100.

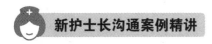

案例 16　积极回应让沟通更顺畅

情景再现

　　某病区的刘护士推着治疗车进入病房，对着病床上的患者说："您好，请问您叫什么名字？"

　　患者："王 xx。怎么了，又有什么事？"

　　刘护士："抽血！"

　　患者："什么？又要抽血！昨天刚抽了血，为什么今天又要抽血？"

　　刘护士："今天，医生又开出来抽血单了！"

　　一旁的家属心疼地说："不抽！不抽！哪有天天抽血的，血都要被你们抽干了！"

　　刘护士继续面无表情地回应："你们确定不抽吗？不抽的话，我走了！"

　　家属激动地说："不抽，你走好了！"

　　刘护士回到医生办公室，向医生抱怨该患者及其家属一点都不配合工作，拒绝抽血。可医生的答复是今天必须得给该患者重新抽血、化验！

问题思考

　　1. 针对患者及其家属的疑问，我们首先应该怎么做？

　　2. 如何积极回应让护患之间沟通顺畅，建立良好的护患关系？

●━━━━━━━━━/////////// 经验分享 ///////////━━━━━━━━━●

在临床工作中，医务人员无法避免与患者打交道，因此，无论在何种场景的沟通中，医务人员都要有角色的信念感，应该给予患者积极的、正面的、善意的回应。即使问题可能不能被解决，也可以通过医务人员的积极回应和沟通，达到更好的处理效果。

本案例中，针对患者提出的"昨天刚抽了血，为什么今天又要抽血"的疑问，护士用"今天，医生又开出来抽血单了"回答，这显然不是患者所期待的答案，而是在回避患者的问题。"你们确定不抽吗？不抽的话，我走了！"又是一句不耐烦的表达，更容易激起患者及其家属心中的不满，激化问题，把沟通变成冲突。正确的应对方式是医务人员应该把第一句话设定为给患者一个肯定的回应，也就是说无论患者刚才说了什么，无论医务人员接下来要说的是什么，医务人员都应确保第一句话传递出肯定的信息，这叫做"肯定反射"。肯定对方的回答是良性对话的开始。在这里，医务人员可以回答："是的，昨天您确实已经抽了一次血了！您是想知道今天需再次抽血的原因吗？"积极肯定对方就是在彰显："我很自信，我很有把握，我对接下来的局面很有掌控感"，对于后面的沟通非常有价值。在肯定了患者的需求后，医务人员接下来可以通过患者的实际情况，即把需要重新抽血的理由摆出来，如："昨天，医生为您做了急诊手术，术后我们需要复查一下您的各项化验指标！""昨天的化验结果里血钾浓度高于正常值，而血钾浓度高会引起心律失常、肌肉麻痹等，所以，今天医生重开化验单来复查！"……让患者及其家属知道医务人员是从患者的病情出发，而做出需再次抽血化验的决定，相信通过这样的沟通与交流，患者及其家属肯定会积极配合医护人员的各项操作与治疗。

▶▶ 积极回应，构建护患之间的顺畅沟通

积极回应有两种情况：一种是针对患者提出的要求，医务人员能满足；另一种是患者提出的要求超出了医务人员的能力范围，因此无法满足。针对以上两种情况，医务人员该如何积极回应，让沟通顺畅无阻，下面来分类介绍。

针对第一种情况，具体可分为以下四个步骤。

第一步：确认患者的需求。关于需求的产生，有着比较固定的诞生流程：不满→困扰→问题→痛苦＝想要＋需求。在患者所有的埋怨、指责、愤怒、冷漠等情绪的背后，都埋着一颗"需求"的种子。俗话讲，听话听音。医务人员要善于从患者的话语中，体会到患者的"需求"，挖掘出患者的真实需求，并向患者确认他的需求，这样才能使患者真正抛开暴力的情绪，找到问题的根源，护患双方才能达成协议。

第二步：肯定患者需求的合理性。医务人员要明白患者除了对良好的治疗、休养环境等有需求之外，还有精神层面上的需求，需要在精神上获得享受、认可与尊重。所以，在与患者的沟通中，即使患者提出不合理的需求时，医务人员不妨以慎重、诚恳的态度先肯定患者需求中合理的部分，让患者不愉快的情绪降到最低。只有在平和的状态下，患者才乐于与医务人员展开进一步深入的交流，最终接受并积极配合相应的治疗或护理操作。

第三步：告知患者接下来医务人员准备怎么行动。此处的行动计划一般不超过三项，医务人员的行动也不用太复杂，抓最重要的、急需完成的操作或需要患者的配合方法，将其告知患者就行。

第四步：设计一个开放式结尾。"那接下来我为您抽血，您

看您还有其他疑问吗？"或者"您还有其他顾虑或者想法吗？"补上这么一个开放式的结尾，患者很容易把话接回去，像传球一样，互动起来。

针对第二种情况，在艰难的沟通和回应里，三大招带你迎战。

第一招，换时间——把被动变主动。患者说了一段很激烈的话，医务人员可以这样说："不好意思，其他患者的换瓶铃响了，我去换个瓶，一分钟就回来。"这一分钟就能改变双方的关系。等你再回来的时候，你就可以发起新一轮的沟通，掌握了主动权。

第二招，换场合——按下沟通的重启键。话题重启之后，医务人员有对这个话题再设计的可能性。医务人员不希望把问题扩大化，可以把场合私密化，如把原本发生在护士站的争吵转换到会议室进行，相应地把问题进行了降级。

第三招，换角色——把球踢回去，从回应者变成提问者；传球，从回应者变成主持人。比如："就这个问题，你还有什么更好的解决方案？""在这个方面，我们科室的 ××× 是专家。我请她来回答，请您等一下！"

专家点评

1. 此案例反映出积极回应在沟通中的重要性，而积极回应也包括了护士积极主动的工作态度。这不仅要求护士认真工作来完成医嘱相关的采血任务，而且应能够熟练地掌握病情，回答患者有关"再采血"的缘由，说服患者遵从医嘱，提高患者的依从性，配合临床诊治的服务。

2. 本案例看似没有发生"冲突"，是"患者自己放弃或拒绝采血"，而且护士在沟通的时候，还与患者核对确认患者的行为。

但患者的行为却与促进患者健康的目标相违背，埋下潜在冲突的隐患。建议护理团队，根据本案例的情况，开展情境演练，培训护士积极回应的沟通能力和专业护理知识的应用。

3. 患者的质问，也许是我们改进诊疗服务的线索。我们要秉持开放的态度。

（陈密密）

参考文献

[1] 刘晓静，菅艳培，吕玉娟. 低年资护士护患语言与社会交往影响因素的结构方程模型分析 [J]. 中华现代护理杂志，2021，27（34）：4685-4690.

[2] 蒋衍. 医院病房护患关系话语建构的积极话语分析 [D]. 重庆：西南大学，2019.

案例 17　假如我是患者

情景再现

在某病区病房，刚工作 2 年的王护士为一位老阿姨进行静脉穿刺，可扎了 2 针仍未扎进。

此时，患者不满地说："痛死我了，扎了四五针还打不进去！"

王护士反驳："奶奶，哪里扎了四五针？我就扎了两针！"

奶奶发火了，接连说道："你的针头在我肉里拔出来又插进，那不是又一针吗？拔进拔出的，你在我身上搞试验呢！你到底会不会打针？"

王护士委屈地说："奶奶，哪能这么算呢！我只是稍微拔出来一点调整下角度，重新进针而已！再说了，你静脉本来就又细又脆，一打就破，扎不进也不能完全怪我！"

奶奶听后气愤地说："小姑娘，你打了半天针也没打进，说你技术不行还不承认，我这年纪都可以当你奶奶了，和我说话还这种态度，一句对不起也没有，我要向你们护士长投诉你！"

问题思考

1. 为什么该护士与患者会出现冲突？
2. 如何换位思考，建立良好的护患关系？

经验分享

希波克拉底曾说过，医生有三大法宝：语言、药物、手术刀。将语言放在首位。什么是语言？——语言就是沟通。在医患沟通中，医务人员应尽可能多换位思考，把自己置身于患者的位置上去体验和思考问题，才能深入理解患者，化解矛盾，激发服务热情，满怀责任心和同情心地为患者进行护理。这不仅解除患者身体上的痛苦，还能及时给予人文关怀和精神抚慰，营造良好的工作氛围，提高护理质量，减少护患纠纷。

换位思考指设身处地以患者的立场去体会患者的心境（感觉、需要、痛苦）的心理历程，也就是说经常站在患者的位置上，想一想患者的感受、此刻的需求是什么，以及自己能为患者做些什么。本案例中的小护士，没有设身处地体谅患者的心情与愿望，以至于言语沟通中表现出态度冷漠，搭话生硬；在患者表现出不满的情绪时，还一味地强调客观理由，为自己辩护、开脱，把所有的原因都归咎于患者，完全没有顾及反复穿刺及探针给患者带来的痛苦与伤害，以至于患者最终出现质疑与抱怨；与此同时，也给自己带来了不好的体验：在身体上感觉到疲惫，在心理上感到委屈。在日常工作中，医护人员应该学会换位思考，习惯性地站在患者的角度去看待问题，变被动为主动，主动思考以下问题——病痛中的人最渴望什么？只有真正理解和体谅患者的需求，医护人员才能明白应该怎样为患者服务。该小护士应该换位思考，了解患者此时的需求：得到尊重，减少针刺带来的疼痛体验。在第一次穿刺前，认真评估患者的静脉情况，以自己目前的穿刺能力做出判断，在没有十足把握的情况下果断放弃，向患者做好解释工作，如"奶奶，以我目前的穿刺水平，我没有把握能一次成功，为了减少您的痛苦，我还是去叫老师来为您打吧！"在第一次穿刺失败后，认识到本次穿刺失败给患者带来了痛苦和不安，会真诚地向患者道歉"奶奶，对不起了！这次没有扎进去，让您受苦了！"相信此时并不难得到患者的体谅与宽容。更甚者，作为临床护理工作者，明白希望得到高超的技术和优质的服务是患者来院求医的前提，所以会在业余时间下功夫，通过学习、刻苦钻研，不断提高自己的理论知识水平及操作技能水平。

换位思考，是融洽护患关系的最佳的润滑剂。

在护理工作中，换位思考包含两方面的内容：①设身处地站在对方的角度，体验患者的情绪情感；②将自己内心的情感投入到与患者的交往中并感染患者，它体现在护士用语言和非语言手段进行情感交流。护理工作者学会换位思考，能给患者带去一种不是亲人胜似亲人的感受，具体可以从以下几个方面做起。

第一，热爱患者，有强烈的社会责任感。护理工作面对着"人"这一特殊的服务对象，必须加强自身修养，培养高尚的职业道德和职业素质，增强自我修养的自觉性，对业务精益求精，对工作负责任。

第二，富有同感心，了解患者的心理需要。在护理工作中，护士不仅要尊重患者的权利，更要意识到自己和患者是平等的，自己比对方多的仅仅是专业知识和技能。正确认识并设身处地考虑患者的情绪和情感，为患者着想，从患者的角度去考虑问题，也就是将心比心。患者的人生经历、文化背景等各方面与护理人员存在不同程度的差异，往往会使双方对问题的观点、看法产生不一致。护理人员要有同理心，进一步深入、全面地了解分析情绪、情感产生的原因，发现患者的特殊要求；要学会倾听患者的诉说，学会用患者的语言跟他们进行沟通，让患者自己排出轻重缓急的治疗方案，当患者想听医护人员的意见时，提供必要得当的指导，学会通过体谅患者的心情来考虑患者的需要。

第三，满足患者的需求。换位思考是通过潜移默化的方式，而依赖非规章制度，要强调重视人情，强调满足患者的心理需求。通过理解和照护好患者，让患者感到亲情般的温暖，给患者一种不是亲人胜似亲人之感，使文化和医疗工作有机地融合在一起。

● ▰▰▰◣ **专家点评** ◢▰▰▰ ●

1. 通过换位思考，应该迅速倾听和感知到老奶奶的心理需求：关心和安慰！"痛死我了，扎了四五针还打不进去！"显然是老奶奶"夸张"的声音，目的是引起护士的"高度重视"。护士应马上回应老奶奶的心理需求："对不起，奶奶，弄痛您了！"而不是针对老奶奶的"夸张语言"进行反击，导致沟通冲突。

2. 本案例具有普遍性，是护士沟通案例学习的好素材。建议护理团队通过应用"观察、感受、需要、需求"四要素来深入系统地分析学习案例，进而开展角色演练和情境演练，练习换位思考与倾听的能力，提升护士的沟通能力与艺术。

（陈密密）

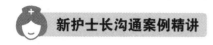

参考文献

[1] 吕芳，谭文惠，何东红，等．护理专案联合共情护理对老年患者结肠镜检查前肠道准备的影响 [J]. 齐鲁护理杂志，2021，3：124-126.

[2] 贾玮．换位思考联合共情护理在急性心肌梗死患者住院期间的应用效果 [J]. 临床医学研究与实践，2019，8：172-173.

案例 18　你对患者的宣教是否表达清楚了？

情景再现

患者："护士，我今天早上去做胃镜检查，医生说我早上喝了半瓶牛奶就不能做了。你们怎么没有人告诉我不能喝牛奶？"

王护士："孙阿姨，昨天给您检查单的时候，我已经跟您交代过了，晚上 12 点以后要禁饮禁食，不要再吃饭、喝水了。"

患者："可你没有说不能喝牛奶，我早上确实没喝水，也没吃早饭，但是我肚子太饿了，就喝了半瓶牛奶，我以为除了水和饭，其他的东西是可以吃的。"

王护士："孙阿姨，我说的'禁饮禁食，不要再吃饭、喝水'的意思就是不要再吃任何东西了。您看，这张检查单上的注意事项都写得清清楚楚。我昨天还跟您特意强调，要仔细看一下上面写的内容，您难道忘了吗？"

患者："护士，我们年纪大了，也没什么文化。这个单子上的字这么小，看都看不清楚，你们这是推卸责任！"

王护士："阿姨，您这是钻牛角尖。我昨天交代的时候，你都是说好的，怎么突然又这么说了呢？现在已经喝了牛奶，暂时是不能做检查了，只能找主管医生变更检查时间。"

患者："检查单是你给我的，能不能吃东西也是你告诉我的，又不是医生告诉我的，你这是明摆着推卸责任。"

王护士："孙阿姨，我把检查单发给您了，我也确实跟您交代过了注意事项，检查单上更是清清楚楚地写着了。现在，您自己喝了牛奶，耽误了检查时间，怎么反而来怪我了？"

患者："哎呀，你这个护士是什么态度？不把话讲清楚，害得我做不了检查，还这么理直气壮的不负责任。你们护士长在哪里？我要找她投诉你。"

王护士："孙阿姨，该说的，我都说了。您这么说，我也没办法。"

护士长："孙阿姨，您好！我是病房的护士长。刚刚，护士已经跟我说了您没能成功做上胃镜的事。我们护士昨天确实跟您宣教了胃镜前的注意事项，可能当时她以为您全部听明白了，没有再次确认，导致您早上不小心喝了牛奶。您别担心，我帮您联系医生，尽快帮您安排检查，尽量不耽误治疗时间，您看如何？"

患者："可以。"

王护士心里满是委屈，有苦难言。

1. 针对患者的质疑，我们首先应该怎么做？

2. 怎样与患者开展有效的语言沟通，避免流于形式的宣教？

经验分享

有调查显示，临床护理人员虽然 100% 认识到护患沟通的重要性，但在沟通过程中仍存在障碍。这里讲的沟通障碍包括患者的年龄、地域性、文化层次、社会背景等，护士应针对患者的实际需求，采取有效的沟通策略，通过不同的表达方式，让患者能有效地接收到信息。本案例中，护士确实落实了宣教，但是患者的年龄大、文化层次低，无家属陪护，沟通过程中未理解护士的意思，这要求宣教者对宣教内容用患者能够理解的方式进行宣教。如果当时护士强调"晚上 12 点以后不要再吃任何东西，或者通俗地说是指所有吃进嘴里的东西"，也许患者就会理解。

患者的文化层次低，理解力差，对检查单上的字看不懂，也看不清。那么，如何让患者有效接收到宣教信息？护士的宣教该如何讲清楚？怎么把意思表达明确呢？我们推荐多样化的健康宣教模式。

宣教内容图文化，或者制作成视频播放。对于文化层次低的人群，护士给患者做宣教时结合图片进行讲解，让患者及其家属能够看懂、听明白。为防止患者及其家属忘记，建议手机上拍照留存，经常看看，加强患者及陪护人员的记忆。

使用当地方言。很多老年人听不懂普通话，护士用普通话宣教时，他们不能完全清晰地接收到信息，故护士可以灵活使用当地方言沟通，不仅能拉近两者之间的距离，还有助于将宣教内容表达清晰。

避免使用专业术语。大部分患者是未接受过医疗卫生教育的群体，过多使用专业术语不能达到有效宣教的目的，语言清晰，词义准确，尽量通俗易懂，更容易接收到准确的信息。

随着社会的进步、医疗体制的改革，患者的自我保护意识和对医疗保健的需求在不断提高，尤其是患者处于疾病折磨的时候，心理极其紧张、恐惧、烦躁，如果得不到预期的护理帮助，更容易引发护患矛盾。回顾案例，由于患者未有效接收到护士宣教时关于饮食的注意事项，导致相关检查延后而发生责问，并在双方沟通的过程中未得到有效解决。面对此类患者的抱怨，护士可以通过"三步法"解决。

第一步：表达同理心，缓解紧张的情绪。

首先，面对患者的问责，护士需要换位思考，理解患者的心情，稳定患者的情绪，避免矛盾进一步激化。在与患者的沟通过程中，当发现患者的心理防御之弦松动的时候，通过对患者的观察找到话题，进一步拉近护患双方的距离。王护士当时可以这么说："孙阿姨，今天早上胃镜没做成，我知道您心里一定很着急，我也很能理解您此刻的心情。如果换作是我家人住院，可能我会更生气。其实，护士也希望您能早点做完检查，可以早点康复出院的。现在最主要的是让主管医生给您重新安排检查时间，只有检查做好了，医生才能给您制定后续的治疗方案。"

第二步：清晰表达，寓情于理，取得理解与配合。

解释事情发生的原因，澄清事实真相，避免一味地向患者道歉，在取得患者理解的同时，也要赢得患者的尊重。王护士可以这么说："昨天，我确实对您讲清楚了，晚上12点以后不要再吃饭、喝水了。我的意思是指所有吃进嘴里的东西。而当时可能您误认为是饭和水不能吃，其他的东西还能吃，您也没提出疑问。在宣教过程中大家的理解都出现了偏差，又没有再进一步反馈，我们双方没有确认是否听懂了，所以才造成了今天的误会。"

第三步：搭希望之桥，解除后顾之忧。

积极寻求解决方案，尽可能地解除患者的后顾之忧，让患者心里有盼头，帮助患者解决当下的问题，把双方矛盾化解。王护士可以说："现在，您不要再吃东西了，任何东西都不要吃。我马上帮您联系一下您的主管医生，看今天能不能有机会继续做胃镜？尽可能让您较早地做完检查，不影响您的治疗，您看可以吗？"如果当时王护士可以运用这"三步法"沟通、解决当时的护患矛盾，患者或许不会情绪激动得要去投诉了。

专家点评

1. 本案例在护患沟通中经常发生，具有普遍性，对我们进行案例分析、案例学习，特别是吸取教训，具有现实意义。特别是对照护士与护士长分别与患者的具体对话，从中对比学习沟通的技能。护患沟通，不仅是交流信息，发现问题及原因，更重要的是促进问题的解决。

2. 本案例不仅可以吸取沟通中的教训，而且可以通过倾听患者出现的问题，改进宣教的方式方法，比如在本案例中，可以将高度概括的"禁饮食"具体化，说出老人有可能吃和饮的具体食物，如"晚上12点后，不要喝水、喝牛奶、吃饭、吃水果"。还要请老人重复一下，以确保老人的理解全面准确。

（何雁飞）

参考文献

[1] 赵金萍，张新庆，胡洁，等.100例护患沟通实案分析：伦理、心理和法律的视角 [J].中国医学伦理学，2022，35（6）：643-648，653.

[2] 杨凤娟.生命诗句上的护理——评《护理的温度：护患沟通实案及分析100例》[J].科技管理研究，2021，41（16）：14.

[3] 张黎，孙志宏，严复存，等.浅谈护患沟通技巧在维护护患关系中的作用 [J].中国卫生产业，2018，15（15）：58-59.

案例 19 做个会"说话"的好护士

情景再现

某病区新入院的患者跟跟跄跄地来到护士站。这是一位年事已高的农村老爷爷，一同陪伴来住院的是其老伴。他们双手还提着大包小包的随身行李，两人气喘吁吁地走到护士站。

患者："护士，我是王某某，今天接到李医生的电话，叫我来这里住院，我要住哪里？"

李护士："王某某？我还没接到医生床位安排的通知。你要不要去办公室问医生？我也不知道你住几床。"

患者："那医生办公室在哪里？"

李护士手指前方门禁处："那边，从左手玻璃门进去就是医生办公室。"

过了一会儿，患者又匆匆走到护士站，一脸焦虑。

患者："护士，李医生不在，其他医生都不知道我住哪里，麻烦你帮我问问李医生，我住几床？"

李护士："不好意思，我现在很忙。等会主班护士来了，你问她。她负责床位安排。"

两位老人在护士站大约等了 10 分钟。主班护士还在病房内发药，未到护士站。

患者："护士，我们等了很久了。我到底住哪里，帮我问一下，可以吗？"

李护士转头问主班护士："老师，新患者王某某刚住进来，住几床？"

主班护士："医生还没来说今天的床位安排，要等一会儿才知道。"

患者："你们怎么回事，没一个护士知道患者住几床，太不像话了，我要找你们的领导。"

护士长："阿姨，您好。我是病房的护士长，请问有什么可以帮您的？"

患者："护士长，你们护士都不知道我住几床。我这么大年纪，站在这里好长时间了，都没人帮我问医生。"

护士长："您别急，小李赶紧扶阿姨到旁边的椅子上先坐一会儿。阿姨，咱们今天有 5 个出院患者，每张空床是医生先安排好后再通知护士。刚好，今天李医生还没来告知我们，所以护士们确实不清楚床位安排。"

患者："刚才，护士让我跑来跑去，我们这么大年纪了，等了这么久。"

李护士："阿姨，你不能这么说，我们确实是不知道你住几床，床位都是医生安排的。医生通知你住院的时候，可以顺便告诉你住几床。你有问题，可以找医生。"

患者："护士长，这个护士说话太不礼貌了，我要投诉她。"

护士长向李护士使了个眼神后（示意不要再说了），接过患者手中的行李，搀扶其坐到旁边的椅子上。

护士长："阿姨，您别生气，我们小李是个直性子。您稍等，我来帮您问医生床位的事。"

李护士觉得委屈，患者床位是由医生安排的，患者不该冲护士出气。

1. 针对患者的抱怨，我们应该怎么做？

2. 如何做一个会"说话"的好护士？

第2章　新护士长与服务对象（患者及其家属）的沟通

经验分享

礼仪出自《诗·小雅·楚茨》："献酬交错，礼仪卒度。"礼仪为人们在社会交往活动中，为了相互尊重，在仪容、仪表、仪态、仪式、言谈举止等方面约定俗成的，且共同认可的行为规范。就护士而言，表现在言语得当、举止文明、动作优雅、姿态潇洒、表情自然、仪表端庄等。随着社会经济水平的不断增长，人们的生活水平得到大幅度的提升，患者对护理服务质量的要求越来越高，而要想提升更好的服务质量，不能仅依靠单一的护理技术，礼仪和沟通显得尤为重要。在护患沟通中，良好的护士礼仪能提高患者的好感度，给患者留下良好的印象，建立起良好的护患关系，减少护患双方的纠纷。

本案例中，患者提着住院行李来回走动，多次询问护士床位安排时都没得到想要的答案。不仅如此，李护士和主班护士的态度相对冷漠，回答更是少言寡语，比如"你要不要去办公室问医生？我也不知道你住几床""那边，从左手玻璃门进去就是医生办公室"，并用手指办公室的方向，其言行举止未注意到规范的服务礼仪，激起了患者的抱怨情绪。

遇到新患者住院，护士需要做到以下几点。

第一，行之有礼，热情接待。

患者入院时，护理人员应给患者留下一个良好的首次印象，衣着整洁、言谈得体、举止端庄，保持亲切的态度和温和的语气，面带微笑。患者第一次来到陌生的医院住院治疗，会因人生地不熟而感到孤单、恐惧、紧张和焦虑，护士见到新入院的患者应立即起身，面带微笑，亲切热情地接待。遇到年事已高、行动不便的患者，护士可以伸出援助之手，主动接过患者随带的行李，亲自带着患者到病房内，帮助患者熟悉住院环境，并且帮助他与同病室的病友尽快地熟悉起来，同室患友相互之间介绍，以满足患者对归属感的需求。

护士需要注意的是在引导患者进入病区的时候，可以采用稍微朝向患者侧前行的姿势，一边走一边介绍环境。这不仅仅是出于礼貌，还可以一边随时观察患者的病情和意向，能够及时地提供护理服务。如果同行的是一位年长的患者，可以看到他行走是否方便；如果是一位病情较重的患者，这时就需要随时观察患者的状态，随时为他提供护理服务，同时你也可以决定是否需要继续详细地介绍情况，还是尽量缩短时间把患者送到病房。所以，我们应与患者基本平行，我们切忌只顾自己往前走，把患者甩到我们的身后。

第二，言之有理，称呼得体。

语言是一门艺术。护理规范用语不仅仅是沟通的纽带，也是护患关系的基石。称呼得体，口有敬语："您"字不离口，事事"请"字先，微笑服务始终要贯穿其中。恰当地称呼患者不仅是个人素质修养的体现，同时还是护理人员阅历丰富的一种外在表现。在沟通过程中，护理人员应表现出敬业爱岗、尊老爱幼、遵守社会公德，充分运用沟通技巧向患者介绍自己，加深患者对自己的认识，并逐步建立信任关系。患者入院到病区后，交谈过程中护士要和蔼地与患者打招呼"您好！"如对年龄大的，要尊称大爷、大妈、阿姨等；主动地询问有什么事情需要帮忙，如"欢迎您来到我院××科，有什么可以帮您？"；主动引导患者入病房，如"现在我送您到病房，请随我来"。

第三，首问负责，处理得当。

首问负责指的是当患者对治疗有疑问或者对病情渴望了解的时候，无论问到的是哪位护士都不应推脱，或者让患者去找其他人解决。作为被患者首次问到的护士，虽然不是所有的问题都能

第2章　新护士长与服务对象（患者及其家属）的沟通

够得到解决，但应设法和其他护士、护士长或者医生取得联系，并且把结果告知患者。例如，案例中的患者询问自己的床位时，被问的护士当时不清楚时应回答："大爷，您稍等。请先到病员活动区休息一会儿，我问过您的主管医生后再告诉您，好吗？"事后再给患者一个通告，以解决问题。

护士给患者的第一印象非常重要，当患者和其家属感受到你的热情时，就非常容易向你敞开心扉。

第四，接待患者的十大禁语。

1. 回答患者时，禁用"不知道""不清楚"。

2. 患者询问病情时，禁用"问医生去""肯定没问题""也许不要紧""差不多"。

3. 当患者需要帮助时，禁用"呆一会儿""没空""我正忙着"。

4. 患者不明白费用明细而要询问时，禁用"自己看""不可能记错""肯定没错""多收了，也不归我自己"。

5. 当患者感觉不适时，禁用"没事儿，生病时都难受"。

6. 禁对患者说出缺乏尊重的话："快点儿""怎么这么慢""明天早点来""等你半天了"。

7. 禁直呼患者的姓名："张三""你""18床"。

8. 禁用"等会儿，我正忙""这事不归我负责，你问××班的护士吧"。

9. 患者要求加床时，禁用"等着，比你先来的还没到呢"。

10. 病室的患者多，患者嫌乱时，禁用"医院就这条件，我们也没办法"。

●━━━━━━━━ 专家点评 ━━━━━━━━●

1. 本案例反映出患者入院时出现的真实情景，折射出护士与护士长在与患者沟通的方式及服务态度上存在不同，值得我们从

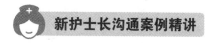

案例中通过对比、深入讨论分析，吸取教训，持续改进护理服务的质量。

2. 本案例也暴露出科室团队内部沟通的问题，科室主任和护士长有必要通过本案例讨论分析，改善医护沟通，避免相互推诿，进而为患者提供更温馨、更贴心的入院服务。

（何雁飞）

参考文献

[1] 薛涛 . 人文关怀：医（护）患关系和谐的"润滑剂"——评《护理的温度：护患沟通实案及分析 100 例》[J]. 科技管理研究，2021，41（18）: 12.

[2] 凌陶，金瑞华，淮盼盼，等 . 227 名实习护生护患沟通实践课程需求现状及影响因素分析 [J]. 护理学报，2018，25（15）: 37-41.

案例 20 你耐心倾听患者说话了吗？

情景再现

某病区的糖尿病患者老李是个急脾气，经常为了治疗的事跟护士起争执。近期，老李的血糖控制不佳，医嘱予胰岛素治疗。这天，丁护士准备给他注射时，老李强烈拒绝。

丁护士："这个是医嘱，你必须打胰岛素。"

老李说："我不要打！"

第2章 新护士长与服务对象（患者及其家属）的沟通

丁护士："你怎么又发脾气！"

老李呵斥丁护士："你给我出去！"

丁护士返回护士站，告诉护士长老李又乱发脾气。护士长带着丁护士重新走到病房。

护士长坐到老李身边："李师傅，您最近感觉怎么样？"

老李面色沉重地盯着护士长："护士长，我知道你来的目的，我不打胰岛素。"

护士长："刚好，我就想问问，您为什么不肯打胰岛素？"

老李："护士长，你们别想骗我，只要打了胰岛素，我这辈子就戒不掉了！"

护士长不解地问道："戒不掉？您为什么会有这种想法？"

老李："隔壁床告诉我的，只要打上胰岛素，用量会越来越大，就和那毒品差不多，戒不掉了……"

听到这里，护士长恍然大悟，原来老李对注射胰岛素产生了焦虑。

护士长："老李，胰岛素不是毒品！人体内非原有的物质让您觉得一离开就感觉难受，那才叫上瘾，比如烟、酒、毒品。胰岛素是您身体里本来就有的，怎么会上瘾呢？"

老李稍稍松了一口气，接着问："那胰岛素能不能给我减量，这么一直用下去哪天是个头？"

护士长耐心地解释道："得了糖尿病，说明您的胰腺功能不足，用胰岛素可以让您的胰腺得到休息。等血糖平稳，胰腺功能有所恢复后，就可以慢慢撤掉，改成口服降糖药了，有的患者如果能坚持运动，合理饮食，甚至连降糖药都可能不用吃……"

老李恍然大悟："行，护士长，那我打吧。"

接下来，老李积极配合治疗了。

问题思考

1. 为什么丁护士劝说不了老李配合？针对此类现象，我们以后如何处理？

2. 如何学会耐心沟通，建立有效的护患沟通？

经验分享

耐心是一项很重要的品质，人与人在人格上是平等的，但是人与人在思想和行为上是有差异的，而保持耐心，则是去理解和尊重他人的一种不可或缺的品质。在医患沟通的过程中，首先要耐心地倾听，耐心地解释，鼓励患者把自己的意见和感受表达出来，不可随意进行批判。本案例中，针对患者的不配合治疗，丁护士应该首先耐心倾听患者，去发现其中真正的问题——老李在担忧的问题是什么，而不能主观认为他乱发脾气。且因为对方的语言让丁护士情绪波动，丁护士没有进一步地发现问题而做出对策来完成治疗。日常工作中，只有通过耐心地沟通，发现患者真正的问题后，针对性地对问题进行答疑解惑，患者才能信任医护人员，积极配合治疗。

灵活的沟通技巧，在沟通的过程中除了要懂得寻找共鸣的沟通方式，更需要耐心，切莫操之过急，否则将前功尽弃。

事实上，沟通是非常考验人耐心的一门现代交流技术，但也并不是高难度的事情，我们只要掌握了其中的要领，做起来就会得心应手。

耐心是沟通中的重要因素，做任何事都离不开耐心。而在人与人之间的沟通中，耐心就显得格外重要了。因为要想打开一个人的内心世界，除了要有一把万能钥匙，还要有足够的耐心去开启他人的内心世界。从上面的事例我们可以看出，无论与任何人沟通任何事，只要我们保持耐心，就能很容易成功；相反，如果操之过急，是根本不会交流成功的。

耐心沟通的另一方面就是学会倾听，因为人们通常很愿意向一个知心人倾诉自己的心事，而这时候如果你能耐心地倾听，那就等于成功了一半。就像上面案例中的护士长一样，凭借耐心让自己获得了成功。试想，如果护士长没有耐心地进行交流，而是急切地想尽快达到注射胰岛素来完成工作的目的，在沟通过程中操之过急，那么，结果一定是失败的。这不但不能使患者听从医嘱，相反，还会让患者抱怨；不但达不到目的，还会走向失败的结局。

在我们护士的职业生涯中会遇到各种各样的患者或事，而耐心就是人与人相处的润滑剂，它筑起了心与心沟通的桥梁。它是一股沁人心脾的清泉，滋润着每个人的心田。

耐心地沟通，能化解彼此之间的陌生感，能拉近陌生人之间的情感，能促进彼此之间友谊的递进。做任何事都离不开"耐心"二字，与他人的沟通交流同样也离不开耐心。与他人交流是打开对方心门的一种方式，而一个人心门的打开不是轻而易举的事，这需要很大的耐心。有了耐心，才能静下心来倾听，才能听出对方话语里深藏的含义，才能有效地打开对方的心门，为下一步的成功交流打好基础。如果操之过急，只能使你停留在对对方表面的认识上，无法进入对方的内心深处，所以必然导致交流失败。

我们在工作中，离不开与各种各样的患者进行沟通和交流，而如何使自己在这复杂的医患关系中保持自己的风格，如何使自己成功地做人……这一切都需要我们学会用耐心进行沟通和交流。在掌握沟通心理学的过程中，应掌的交流技巧之一就是要有耐心，用耐心来创造沟通条件。

▶▶学习耐心沟通的技巧

1. 首先，我们要根据自己在日常生活中的状态对自己的性格进行一个初步判断，知道什么样的环境、什么样的话语会使我们感到舒适、平和，什么样的环境和语言表达容易激怒我们，使得我们在人际交往中失去耐心。例如，对一些脏话，我们可以一只耳朵进一只耳朵出，不被它影响自己的情绪，告诉自己患者生病已经很可怜了，不要放心上。

2. 在我们对自知预判的前提下，如果条件允许，我们还可以根据已知的情况，对需要进行沟通的患者也提前进行分析，尽可能地分析出在沟通中也许会产生的矛盾点，提前给自己打好预防针。有了心理准备之后，我们在沟通中也能因有底气而更有耐心。在应对一些突发状况时，也要保持头脑的冷静，控制好自己的情绪，倘若对方真的说了不好听的话，我们也能因为自我的不断提醒而有意识地控制自己的情绪，不会那么容易地突然爆发出来，即便内心波涛汹涌，表面上仍然能保持风平浪静，不至于让自己和对方都陷入两难的尴尬境地。

3. 在日常生活中，多告诉自己要做稳重、有耐心的人，遇事养成先思考、后说话、再行动的习惯，讲话等3秒。慢慢地，自己会变得比之前更有耐心的。

●━━ 专家点评 ━━●

1. 护士对患者已经贴了"标签"——"急脾气，爱争论"，所以在患者拒绝注射胰岛素时，没有耐心地深入了解患者拒绝的原因，没能说服患者配合护理工作。

2. 护士长通过耐心细致的沟通，了解到患者对注射胰岛素的错误认知，理解了患者对药物的担心；通过健康教育，传播了正确的糖尿病的防治知识，争取到患者的配合；同时，给护士上了一节生动的沟通实践课。

（胡婕儿）

参考文献

[1] 王献蜜，薛蒙，邱霏，等.医患沟通现状及医务社会工作介入空间[J].医学与哲学，2014（23）：54-58.

[2] 邵建文，刘虹.公立医院医务人员耐心现况[J].解放军医院管理杂志，2017，24（12）：1134-1139.

案例21　如何运用肢体语言？

情景再现

严护士平时工作主动积极且效率高。某天，严护士上主班。电话铃响了，为了抓紧时间，她边接电话边处理医嘱。这时，3床患者老张来护士站找护士。他看见严护士正忙着，就站在护士站前等着。过了一会儿，严护士放下电话机。

严护士继续处理医嘱，头也不抬地问："师傅，您有什么事？"

正当老张要回答时，王护士推着治疗车从病房出来，问道："严老师，47床有没有急血要抽……"

严护士和王护士又把老张晾在一边。这时的老张忍无可忍，他发怒道："难道你们这些护士就是这样对待患者的吗？"说完，他准备愤然离去，护士长发现了，赶紧拉住老张，向他道歉……

问题思考

1. 老张为什么会发怒生气？

2. 如何改进大家的非语言沟通技巧？

3. 假如是你，会怎样做？

经验分享

1. 患者老张发怒生气的原因是他觉得自己没有受到尊重。当患者过来询问时，严护士没有看老张，一直忙自己的事情，且王护士随意打断了老张的回答。他的需求没有得到满足的同时，两位护士的肢体语言又让他感受到自己被轻视。

2. 严护士忙自己的事，而且询问老张时，头也不抬，这就让老张觉得受到轻视。沟通的时候，要面对着对方，表示尊重，需要眼神交流。而王护士看到老张在护士站已经不耐烦，应该主动微笑询问老张何事、是否紧急，如王护士自己的事非常紧急，应询问能否让其先问，这样的话，老张不会觉得自己无关紧要。

3. 正确的做法是看到老张在等时，严护士自己接完电话，应该先向老张道歉"老爷子，不好意思，让您久等了"。老张会理解并谅解的。严护士接完电话之后，询问老张，必须正面对着他，最好还要站起来，表示尊重（这时候的老张还站着）。任何一名护士都是科室的一分子，看到患者在护士站等待而没有人接待，都应主动微笑询问。王护士不能打断老张，等严护士处理完老张的事之后，再与其沟通。如果严护士真的忙不过来，也可以跟老张说："我现在很忙，大约要忙10分钟。之后，我去找您，或者那时候您再过来，可以有比较多的时间仔细了解。"

至于案例中已经发生纠纷的情况，应该像案例中的护士长一样直接拉住老张，并且诚心诚意地向他道歉。大家是无心之失，请他原谅，并且说明都是为了公事，没有对他有任何轻视的意思。肢体语言有着无可替代的作用。在某种特殊情况下，肢体语言不但可以单独使用，甚至还可以表达出自然有声语言难以表达的思想感情，直接代替自然有声语言。

▶▶ 在护患沟通中，合适的肢体语言在沟通中具有特殊意义

一方面，护士通过患者的非语言行为信号所传递的有关病情、态度、情感方面的信息，可了解患者的需求，及时帮助患者解决相应的困难和问题。护士及时洞察这些信息，既是护士职业本能的体现，也是护士了解患者真实情况的一种重要渠道。另一方面，护士合适的肢体语言对患者及其家属的影响作用较大。护士服装整洁、表情和蔼、动作娴熟，这些无声的信息在告诉患者，这是一位认真、严谨、负责的好护士，患者就会产生安全感和信赖感，对疾病康复将起到积极的影响作用；反之，衣衫不整、表情冷漠、动作笨拙的护士，则会令患者难以信任。因此，要求护士在任何时候、任何的患者面前，都要充分把握自己的非语言行为，通过合适的肢体语言更好地为患者服务。

▶▶ 在护理工作中，应用合适的肢体语言表现在以下几个方面

1. 目光接触：眼神是心灵的窗户，它可以表达和传递情感。目光反馈有利于谈话双方的语言协调，目光接触的多少可以反映听者的注意程度。

2. 面部表情：脸面如同心灵的镜子，面部表情能迅速真实地反映复杂的内心活动。有位心理学家经研究总结出一个公式：一个信息的总效果 =7% 的语句 +38% 的音调 +55% 的面部表情。护士在与患者交流时尽量使自己的面部表情自然可亲，同时观察患

者的面部表情变化。

3. 端庄大方的仪表：护士的形象呈现了独特的艺术美，能给患者留下深刻的印象。整齐、清洁、简约、端庄是护士着装与仪态的基本要求。

4. 抑扬适度的声音：声音有助于表现一个人的情绪状态和态度。护士声调的轻柔与适度的沉稳有力都是不可或缺的，没有轻柔，就谈不上"白衣天使"的称号。例如，咽部不适而吞咽困难的患者不肯进饮（食），我们可鼓励他"别着急，慢慢用""嗯，不错"等，用类似的话激励他，加上柔和而鼓励的语调，让患者感到护士的亲切，减少恐惧感，增强战胜疾病的信心。

5. 身体运动的姿势：肢体语言是用手势配合语言来提高表现力和感染力，也是护理工作常用的技巧。身体运动提供的是情绪的强度，而面部表情提供的是情绪的本质。护士能从身体运动和姿势中了解患者的体质与心理状态。

6. 触摸：适当地触摸可以起到治疗作用，表达关心、理解和支持，使情绪不稳定者平静下来，也是护士与视觉、听觉有障碍的患者进行有效沟通的重要方法。运用触摸时应注意其性别、社会文化背景及触摸的形式与双方的关系。护士应谨慎应用这一沟通方式。

专家点评

1. 本案例的情景，是我们护理工作中经常见到的，且具有普遍性的问题。许多患者的投诉多是"护士都不看我一眼"。中国有句俗语为"高看一眼"。这不仅是礼貌的问题，更代表了护士对患者的尊重。尊重是良好的和谐护患关系的基础，也是提供优质护理的最高原则。

2. 护士们可以从本案例中吸取教训，掌握肢体语言，包括眼

神交流，并通过刻意训练，培养自己沟通的技能和艺术，为患者
提供高质量的护理服务。

（胡婕儿）

参考文献

[1] 李秋萍.护患沟通技巧[M].3版.北京：科学出版社，
2018.

[2] 王泠.肢体语言沟通在老年患者门诊护理中的应用[J].中
国继续医学教育，2019，11（31）：180-182.

案例22　想你所想，说你想知

情景再现

早上查房时，责任组长王护士开启了新的一日的护理工作。

她每天都是带着微笑，迈着轻快的脚步来到病房。患者都是
未见其人先闻其声。"王阿姨，您前天用了药，还像之前一样恶
心呕吐很明显吗？昨晚睡得怎么样？刚才看了您的血常规指标，
白细胞数量下降得不明显，您身体的抵抗力提高了很多，这样感
染的风险就降低了，相对安全了！您今天中午可以吃您最爱的饺
子了！"

王阿姨开心地回答："昨天晚上吃完饭后吐了一次，后面就
是有点恶心，还能忍受，迷迷糊糊地睡了一会儿。小王，你最懂
我的心了，知道我最想要知道的是什么，总是在第一时间告诉

我。有你在的日子，我总是最放心、最安心的，知道你会第一时间告诉我结果。"

王护士："护理您很多次了，每次打完针，白细胞数量都会下降得厉害，知道您最担心这个，所以我查房之前看了您的相关治疗信息，看到白细胞数量没有下降，真为您开心。看样子，明后天，您就可以出院回家休养了。"

王阿姨："嗯，我也这么想的，碰到你这么负责的护士，真的是我的幸运！真的非常感谢你！"

此时，王护士看到隔壁床的李奶奶面露焦虑、不言语，便来到其床边，握住她的手说："李奶奶，您要去做手术了。等一下手术室的师傅会来接您过去，我给您看下手术室的分布图。这个是手术室的门，您从这里进去，通过这个走廊，您会来到这个房间，这个房间里会有很多张床，这是我们手术室的护士给您打针的地方。等手术室房间消毒准备好后，我们护士会推您去相应的手术室。这是手术室的样子。在这里，有我们技术很高超的麻醉医生给您用麻醉药。之后，您会睡着，醒来之后就能回病房了。您的子女和我会在病房等您回来。李奶奶，现在您有没有安心？"

李奶奶："小王，我从来没去过手术室，就是因为这次这里痛得厉害了，孩子让我来住院手术，不然我是不会来住院手术的。看了这些图片，听了你的话，我感觉安心了！"

问题思考

1. 上述案例，体现了沟通中的哪个要素？
2. 如何将此技能运用在沟通中？

经验分享

　　"爱在左，同情在右，走在生命的两旁，随时撒种，随时开花，将这一长途点缀的香花弥漫，使穿枝拂叶的行人，踏着荆棘，不觉得痛苦；有泪可落，却不觉悲哀。"增强主动服务，必须不断增进对患者的爱和同情，在工作中细致观察、揣摩患者的心思，从内心里真正观察患者、理解患者，服务才能达到完善，体现"以人为本，以患者为中心"的服务理念。本案例中，该护士主动问候，善于观察患者，主动给予患者当时主要问题的结果或是安慰，能有效促进护患关系、提高患者的满意度。临床护士工作有其自身的职责和内在标准。在实际工作中，各位护士虽然能在工作职责和工作标准范围内完成硬性任务，但因为年龄、经验、态度、服务意识、个人性格等因素的差异，工作的效率及质量却千差万别。当下，年轻的刚入职的护士，认为完成了"硬性"工作，如治疗、护理书写，就万事大吉，可以安心休息了，因而缺乏主动服务——主动与患者沟通，及时解决患者的困惑或是担忧。我们一个微不足道的动作也许能改变患者家属对我们的想法及态度，主动提供患者想要的检查结果，通过对患者的观察，通过握手或是通俗易懂的方式给予解释安慰，解除其焦虑，促进患者康复。事实上，除了"硬性"工作之外，服务工作还包括大量的"软性"工作，正是这些工作才可以给患者更多"真、善、美"的精神感受，提高就医体验，提高患者的满意度，减少护患矛盾。医院的一切人、事、物对于患者及其家属来说是一个陌生的整体，患者的意识里就是有问题找我们医护人员。在这样的观念下，我们需要学会主动服务，换位思考，善于应用沟通技巧，想患者所想，主动提供患者想知道的内容，解决其困惑。

▶▶ 高效的护患沟通，需要主动服务助力

1. 主动迎接患者。主动与患者打招呼；当患者来护士站咨询时，护士需要主动迎接，站起来，面带微笑，主动问候患者及其家属是否需要帮助。主动为老弱病残的患者提供必要的服务，如为其搬椅子、嘱其坐下后表达意愿及想法。

2. 主动与患者沟通。护士与患者进行沟通时，在做治疗时、输液更换时，主动察觉患者的需要，并及时伸出援手，主动提供服务。

3. 主动为患者完成各项治疗检查。医生开出各项检查，护士要把整个流程妥善地安排好，给患者及其家属做好个性化的宣教，使其及时完成各项检查。在做治疗时，护士要加强巡视，让患者及其家属对医护人员产生信任感，安心治病。

▶▶ 主动服务的注意事项

1. 理念的更新。随着我国医疗制度改革的不断深入，人民群众就医行为在逐渐改变。过去，护士提供的只是医疗、护理技术，而现在注重服务，变被动服务为主动服务，注重患者的临床实效，让患者及其家属满意是我们最终的目的。

2. 注重细节。提供个性化的医疗服务。仔细听患者或其家属的问题，礼貌回答问题，忌态度生硬、互相推诿、踢皮球式地回避问题。医院需要的不再是"稻草人"一样的护理人员，而是尽可能多地向患者提供帮助，让患者感受到家庭化的温暖、人性化的服务，以提升患者对医院的整体满意度。

3. 学会换位思考。尊重患者，了解患者，重视患者及其家属的心理，了解他们的内心世界，才能促进有效沟通，提供相应的护理措施。

4. 语言技巧。注意语速及语调，做到态度和蔼、语言亲切。

给予患者及其家属一个合适的称呼，如"大爷，您手术后人比较虚弱，下床活动时注意安全，让您老伴扶着您，一定要注意安全"。一个简单的称呼，短短的几句话，使患者及其家属倍感亲切，处处体会到护理的温情服务。

5. 注意肢体语言的表达。医护人员通过肢体语言的表达，提高表现力及感染力。在和对方关系紧张时，可适时地微笑来体现自己的善良、可信，能缓解气氛；触摸可以表达关心、理解和支持，使患者的情绪稳定，促进护患关系，促进患者康复。

6. 护理人员要有强烈的预见性。通过不断学习新知识及积累临床经验，丰富自身的素养及内涵，提高对于疾病及心理的预判能力，将任何事情想在事情发生的前面。当患者存在压力性损伤的风险时，做好患者及其家属的宣教工作，得到患者及其家属的理解，并采取相应的措施，避免患者发生压力性损伤，提高患者及其家属对护士的信任度，促进沟通的有效进行。

专家点评

1. 优质护理的服务，需要护士具有主动服务以及积极沟通的意识、技能与行动。王护士的一系列的沟通对话，充分体现了她的主动服务精神，体现出"想患者所想，急患者所急"。

2. 在细致观察的基础上，运用所学的心理学的知识技能，通过共情、共鸣、同理心的沟通能力，与患者开展高效沟通，体现出主动服务的优质的服务质量，展示护理人的职业风采！

（胡静娜）

参考文献

[1] 张瑾 . 浅谈主动服务在优质护理中的效果评价 [J]. 实用临床护理学电子杂志，2017，2（27）：45-46.

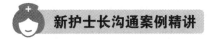

[2] 范轶钊, 杨秀珍. 病房护士与患者沟通的技巧 [J]. 中国农村卫生, 2014 (z2): 323-324.

[3] 任朝来. 医患沟通的实用技巧 [J]. 医学与哲学, 2015 (11): 55-57.

案例 23 如何使你的"拒绝"让患者接受

情景再现

某一病区的清晨, 病房寂静一片, 患者及其家属还在梦乡中。夜班护士已经开启了忙碌的日常工作, 给病区患者进行各项治疗、病情观察、护理记录等。

(当后半夜护士完成本病房的治疗后, 着急要去隔壁房间给患者进行治疗时)

患者家属: "护士, 给我量个血压!"

李护士: "你哪里不舒服?"

患者家属: "没有什么不舒服, 就是想量血压。昨晚你们护士走进走出, 我没有睡好, 我想看看血压有没有升高?"

李护士: "我现在没空, 还有一大堆事情没做完呢!"

李护士边说边要转身离开病房。

患者家属: "你这是什么态度, 测个血压怎么了? 又不耽误你多少时间!"

李护士: "你又没有什么不舒服, 现在是我最忙的时候, 你晚点再来找我测吧!"

患者家属："这服务态度，没法和某某医院相比。某某医院的护士态度很好，有求必应的，这里的护士态度冷漠！"

护士长上班后接到了患者的投诉。

护士长："小李，昨天夜班忙不忙？"

李护士："护士长，我知道你要说今天5床家属的事。后半夜有一大堆事情要做，他说他没有不舒服，再说我也没有义务给家属量血压。"

护士长："我能理解你的想法，我也认同你当时肯定在忙。可是你尝试婉转地拒绝他了吗？如果告知他现在是最忙的时候，让患者家属等你空了再来护士站测量血压，语气更婉转点，是不是可以避免这次冲突？你觉得呢？"

李护士："护士长，我知道了。我可能在沟通上是存在问题的。"

护士长："是的，很多时候引起冲突的不是解决事情的方式，而是当下的沟通方式。下次，你可以试试婉转地拒绝患者。"

问题思考

1.在医疗过程中，当患者提出不合理或是非急迫的需求时，我们护理人员是否可以拒绝？

2.在护患沟通中，如何做到使拒绝更容易让人接受？

经验分享

"不要害怕拒绝别人，如果自己的理由出于正当。"当一个人开口提出需求的时候，他的心里已经预备好了两种答案。所以，给他任何一个其中的答案，都是意料中的。

哈佛大学曾经对1000多人进行了3年的追踪调查，结果发现：如果一个人学会合理拒绝，就能减少 90% 以上的不必要的麻烦，更能减少大量的个人时间的浪费和财富上的损失。反之，没有掌握拒绝的技巧，他将会在自己的社会关系中，形成"老好人""可随意差使的人""从不懂得拒绝的人"的印象。无论是在职场、社会还是家庭中，这种人生角色，都会消耗掉他大量的时间和精力，甚至为此吃尽苦头。本案例中，在当时的环境中，护士的拒绝是合理的，不拒绝该患者家属的要求，则会消耗护士有限的时间及精力，导致其他患者的治疗得到延误。

在临床实践中，患者及其家属会提出各种各样的要求及问题。当患者及其家属的需求与诊疗及管理发生冲突，又得不到医务人员专业的解释时，易引发医患纠纷。我们护士在拒绝之前，必须做好两件事情：一是调整心态，二是权衡利弊。拒绝应体现出护理人员个人良好的品德和修养，让人感受到你的真诚和善意。本案例的护士，接受过高等教育，对患者家属的需求也进行了评估，权衡了利弊，但其拒绝的方式及语调存在一定的缺陷，又因为夜班的工作量集中，事情多，存在一定的情绪。当患者家属提出不合理的要求时，护士未控制好情绪，使患者家属无法接受，感觉不被重视，引起患者家属的不满，产生矛盾。那么，如果护士的态度能和蔼点，适当使用礼貌用语，告知自己现在正是最忙的时候，有很多患者等着测量血压及血糖，让患者家属可以在 7：00 左右来护士站测量血压，那么患者家属就能理解我们医护人员的不容易，体谅我们，从而避免产生冲突。

拒绝并不是简简单单的两个字，其是一门艺术，不仅需要一定的勇气，更需要护士运用智慧及拒绝的技巧。

▶▶ 巧妙拒绝需要遵循的原则

1. 减少患者及其家属的不悦与失望。当其提出需求，抛开这需求是否得当，患者及其家属总是希望不要遭到拒绝，一旦遭到拒绝，他们必然会表现出不悦和失望。不悦和失望会妨碍正常的护患沟通。因此，减少不悦和失望是拒绝遵循的首要原则。

2. 寻求其谅解及认同。由于患者及其家属对于拒绝的理由或是做法无法理解，容易造成伤害感情。当患者及其家属认同你拒绝的理由时，他们就会理解护士的拒绝。

▶▶ 巧妙拒绝的方法

1. 直接拒绝。委婉和延宕会放大被拒绝的负面情绪，起不到安抚的作用。护士应在第一时间，通过判断后，当场讲明，直截了当地把拒绝的意愿表达出来。这种方式的拒绝需要注意态度及语气、语调，过度生硬会刺激患者及其家属。

2. "移花接木法"。首先还是需要护士开门见山，表明立场，之后使用此技巧，给患者及其家属可能的替代方法。如本案例中，我们可以直接拒绝他的要求，但之后可以给其一个方案，就是大概几点之后患者家属可以来护士站，进行血压的测量。

3. 设定规则，解决系统性的问题。反复需要拒绝相同的情况需求时，就要意识到，这不是拒绝某人的问题，而是系统本身出现问题，那么我们需要提前设定好规则，把反复出现的问题集中消灭掉。

▶▶ 巧妙拒绝的技巧

1. 积极地听。不要在患者及其家属刚开口时就断然拒绝，过分急躁地拒绝最容易引起患者及其家属的反感。

2. 态度和蔼。不要以一种高高在上的态度拒绝患者及其家属的要求，不要流露出不耐烦的神色，不要让患者及其家属觉得你的拒绝是对他的反感，从而对护理产生逆反心理。

3.善用礼貌用语。对于患者的请求，表示无能为力或迫于情势而不得不拒绝时，使用"抱歉""请您原谅"等礼貌用语，能不同程度地减轻患者及其家属因为拒绝而遭受的打击，从而舒缓患者及其家属的挫折感和对立情绪。

4.换位思考。拒绝前站在患者及其家属的角度看待问题，用心弄懂患者及其家属的理由和要求，将患者及其家属的利益放在考虑的范围内。拒绝时，帮助其想一些别的方法作为替补。

▶▶巧妙拒绝的注意事项

1.具有良好的职业道德修养，牢记"以人为本，以患者为中心"的服务理念，不可有"我的地盘我做主"的思想，因此，忽视了患者及其家属的感受，剥夺了患者的合法权利。

2.关注患者及其家属的受教育程度。根据患者及其家属接受教育的程度不同，在不同场合、不同的时间，采取不同的方式及语气。

3.学会自我控制情绪。面对患者及其家属的不合理请求时，护理人员要学会冷静、心平气和地倾听患者的要求，避免硬性、随意性语言及过激或是难听的语言。

4.对事不对人。有些患者及其家属的自尊心极强，也非常敏感，护理人员一定要让患者及其家属知道你拒绝的是他们的请求，而不是他们本人。

●━━━━ 专家点评 ━━━━●

1.本案例中，患者家属提出测量血压的要求，严格讲不属于护士的职责范畴，护士拒绝其要求是完全合理的。从当时的工作情境看，又是护士最忙碌的时段，也不适合耽误要做的工作任务而为患者家属提供额外的服务。但从为人民服务的角度，提供力所能及的健康服务，也是白衣天使的使命所在。从这个视角分析，夜班护士处于"正义与仁慈"的两难困境。

2. 本案例中，夜班护士对患者家属的要求进行的评估是值得肯定的。在患者提出不满后，也提出解决方案——"你又没有什么不舒服，现在是我最忙的时候，你晚点再来找我测吧！"但患者家属在开始被直接拒绝后，已经带有恼怒，导致产生冲突和投诉。如果护士改变沟通的语序，就会产生不同的沟通效果——"7点左右，我给您测量吧！您看我现在最忙，有多个患者等我打针、输液、发药。您觉得可以吗？"不是直接否定对方的请求，而是给出可选择的建议，进行商讨。

（胡静娜）

参考文献 ━━■

[1] 张婷婷. 泌尿外科护理工作中人性化护患沟通技巧的应用研究 [J]. 中国农村卫生，2019，14：67.

[2] 梁彩群. 基于患方主体的护患沟通说话技巧 [J]. 语文学刊，2014（5）：72-73，103.

案例24 话要说"软"，事要办"硬"

●━━━━━━━━━━━━━ **情景再现** ━━━━━━━━━━━━━●

某病区的住院患者来到护士站，自述家人来给他送饭，但在住院楼门口无法上来。患者当时的情绪激动，非常急躁，要求立刻给予解决。

患者："你们的领导是谁？我要投诉！我在你们医院住院，不但不让我家人过来探望我，还不让他们上来送午饭，我到现在还饿着肚子，你们自己评评理。今天不把问题解决，我一定要投诉！"

李护士打断患者："你别吵，这个不是我们规定的，是每个医院都这样规定的，不能进行探视就是不能进行探视。"

患者："我家里人特意从其他城市来医院看我，为什么不能让他们上来探望？"

李护士继续说道："医院规定不能探视。你这样吵也没用，而且你又没做手术，有什么好探视的。"

患者拍了下桌子："你这是什么态度，什么叫我没什么事。我要找你们的领导，我要投诉！"

这时，护士长正好从护士站走过，看到这个情景，立刻走到患者的身边，对患者说道："刘阿姨，我先陪您到病房。有什么事，您和我说，我帮您解决。"

回病房后，护士长耐心地倾听患者讲述事情的经过。

护士长："刘阿姨，您还没吃饭，别饿着肚子。我先请保安师傅将您的饭送上来，您先吃着。"

待患者吃完饭，护士长："刘阿姨，目前的疫情正是处于多地散发、局部暴发的状态。防疫政策，人人有责。疫情防控制度的"高压线"是不容触碰的，既然医院也有相应的政策，我们就要遵守。您的情况，我了解了，您家人想要来看望您，我们也理解。我们医院有食堂，一日三餐均能供应，而且可以按照您的喜好订餐。对于每一餐，食堂都会准时送达病房。这样不但可以减少您家人一日三餐送餐奔波的辛苦，也能减少您家人路上及交通工具上与人接触的概率，减少感染的概率。现在网络很发达，如果家人们想来探望，可以打电话或者视频探望。等您出院回家了，再来和您聚也可以。"

患者："好吧，护士长，既然你都这么说了，就听你的。"

问题思考

1. 针对患者的投诉，我们该如何处理？
2. 如何刚柔并济地说服患者，建立有效的护患沟通？

经验分享

"话要软着说，事要硬着做。"在医患沟通的过程中，对于同样一个道理，运用不同的方式沟通，取得的效果可能就不一样。在医患沟通中，有很多的制度，尤其是目前的防疫政策，这些政策制度是毋庸置疑的，在和患者沟通时，可以软硬兼施、刚柔并济，将感性与理性相结合，巧妙地进行说服，这样就能事半功倍。在本案例中，针对患者的投诉，护理管理者可以先将患者请到病房或护士长办公室，让患者坐下来，同时可以让保安师傅把家人送来的午饭带上来，先让患者不要饿着肚子，解决午饭问题。接着，耐心倾听患者的抱怨，态度要真诚自然，和患者共情，让患者感觉到你确实是为他着想，同时坚定原则，表明自己的立场，并针对患者的问题及困难想办法解决。例如，针对家人送饭问题，可以告知患者目前的疫情正是处于多地散发、局部暴发的状态。医院有食堂，一日三餐均能供应，可以按照自己的喜好订餐，食堂都会准时将每餐送达病房，这样不但可以减少家人一日三餐送餐奔波的辛苦，也能减少家人路上及在交通工具上与人接触的概率，减少感染的概率。当解决患者面临的困难与问题时，其实已经得到了患者的信任。要充分利用这种信任关系，表

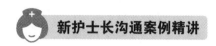

达和引导患者接受自己的观点。

▶▶ 软硬兼施地说服患者、建立高效的护患沟通的原则

第一，"软"态度，问缘由。

"增强护理工作者的人文关怀，将有利于促进构建和谐的医患关系。"患者需要医护人员的人文关怀。人文关怀就是关注人，关心人，重视人的个性，满足人的需要，尊重人的权利。任何一件事情的发生都有它特定的缘由，在作出判定之前，医务人员应该耐心询问事件的缘由并认真倾听。在全面了解事件的进展始末之后，才能作出正确的判定。同时，态度要真诚自然，让患者感觉到你确实是为他着想，这就可以在一种"软"性气氛中真正说服患者。

第二，"硬"要求，定立场。

所谓会说"软话"，不是说话软绵绵，而是一种能克刚的"柔"。办事要硬指的不是强硬的态度，而是坚定立场，原则不能变。在沟通协调时坦诚相见，摆正位置，把握分寸，换位思考，以春风化雨的方式赢得理解和支持。换言之，话是"柔"的，理是"硬"的，目标是"刚性"的。

▶▶ 学习软硬兼施的说服技巧，全力以赴地沟通

1. 把握沟通契机，抓住沟通切入点。选择私密且熟悉的环境进行沟通，这样能拉近与患者间的距离，使患者更容易敞开心扉；真诚自然地倾听患者的要求，找到关键问题进行沟通。

2. 尊重对方的感受，打动对方，巧用同理心说服患者。我们想要说服患者，首先必须考虑在情感上打动对方，站在患者的角度去想问题，这又叫换位思考、共情，这样就显示出了对别人情感的尊重，别人就会对你产生好感。这样，你的说服才能够继续

下去。

3. 善用"动情点"来说服对方。俗话说："动之以情，晓之以理。"我们应该用感情来打动别人的心，用道理来使别人明白。

4. 调节氛围，消除对方的防范心理。说话时的语气和态度可以和缓一些，对谈话的气氛进行调节，可以用微笑的提问代替严肃的质问，而且一定要尊重对方，不要摆出一副盛气凌人的架势，但所表达的内容应该包含比较强硬的立场。

5. 先寻求一致，再进行劝说。当患者不容易被说服时，面对他们时，可以先寻找一些和他们之间所存在的共同点。也就是说，先让对方同意我们所提出的其他意见，然后慢慢想办法让对方同意我们最终的观点，从而实现我们的意图。

6. 说话坚定，让人信。要表现出真诚和值得信赖，就必须用坚定和自信的语气说话。这意味着要相信自己，有底气说这样的话，患者自然也会更信任你的实力，继而更信任你。

7. 坚定立场，说明利害。和患者进行说服沟通时要坚定立场，表明态度，同时说的内容要实事求是，有理有据，轻重有度。

8. 话要说"软"，事要办"硬"。说话当如水，耐心沟通，态度真诚，润物无声，如沐春风；做事应如山，坚定立场，稳妥有力，敢作敢当。

● ━━━━ 专家点评 ━━━━ ●

1. 这是个很好的沟通案例，有护士与患者的沟通冲突，也有护士长应用人文关怀和沟通技能来化解投诉。两相对比，可以从沟通的成功与失败中吸取经验和教训。

2. 软硬兼施是对本沟通案例的一种概括总结。"软"要求我们态度上热情端正，灵活而有弹性地解决双方的困难。"硬"代表了坚持原则，遵守法规，维护秩序，促进健康。软硬兼施与通

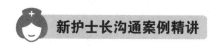

情达理都可形象地比喻本沟通案例的特征。在沟通案例中学习沟通技能！

3. 应用《非暴力沟通》与《关键对话》的沟通理论、沟通的四要素来分析本案例，可形成经典的沟通教学案例，在护士沟通培训中得到应用。

（林　玲）

参考文献

[1] 杨建华，张丽梅，李孜孜，等. 同理心地图联合情景教学在本科护生"护士人文修养"护患沟通教学中的应用 [J]. 护理学报，2023，30（2）：23-27.

[2] 赵金萍，张新庆，胡洁. 100 例护患沟通实案分析：伦理、心理和法律的视角 [J]. 中国医学伦理学，2022，35（6）：643-648，653.

案例 25　你的微笑，灿烂了整个世界

情景再现

某病区的护士长收到一封特别的感谢信：

"我是一位气管切开的患者，为了保证呼吸道的通畅，护士们经常要为我吸痰。有一件事让我感动至今。那天，护士小张像往常一样先帮我吸尽气管中的分泌物，再为我更换床单，突然由于体位改变，我呛咳了一下。气管套管内的分泌物喷在了护士和保姆阿姨的脸上，一股浓烈的腥臭味扑鼻而来。保姆阿姨马上一

脸嫌弃地推开我，冲向卫生间骂骂咧咧。此时，我已经非常愧疚，非常不好意思了，原以为护士也会立刻冲出病房去洗刷，可是由于我不能说话，只能一脸紧张带着歉意地看着护士。正当我不知所措时，张护士摘掉了被分泌物污染的口罩，对我微微一笑，并说道：'没关系，这个也不是你能控制的，我知道，不要担心，也不要有心理负担，我等会儿换一下就好了。'就在那一刻，我的内心感受到一种强烈的震撼……虽然是一个小小的微笑，但这个微笑，给了我坚强，给了我温暖，带走了我的害怕，带走了我的紧张，更给予我无微不至的关爱，让我有勇气继续坚持下去。是你们亲切的微笑与悉心的护理，让我重拾了生活的希望。感谢白衣天使们，你们脸上有笑，眼里有光，心中有爱，灿烂了我的整个世界。"

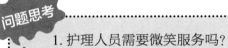

问题思考

1. 护理人员需要微笑服务吗？
2. 护理人员微笑服务的注意事项是什么？

●━━━━◆　**经验分享**　◆━━━━●

　　维克托·伯盖说道："笑是两个人之间最短的距离。"如果说眼睛是心灵的窗口，那微笑就是灵魂的独白。微笑传递着亲切、友好、愉快的信息；它也是无声的语言，是沟通的开端，只要你轻轻一笑，就胜过千言万语。"微笑服务"更是一种特殊的情绪语言，是我们工作的润滑剂，很多时候，它可以代替语言，给患者良好的第一印象。对护理人员而言，微笑服务不仅是自身较高的文化素质和礼貌修养的体现，更是对患者的尊重与热情的体现。只有尊重他人，才能得到他人的尊重，才能使诊疗服务在良好的气氛中进行，从而赢得患者的赏识，获得良好的诊疗服务效果。这样的话，微笑服务不但使患者感到满意，又为医院赢得了声誉。

▶▶ 微笑服务在护理工作中的作用

1. 传情达意。微笑服务是满足患者精神需求的重要方式之一。在护理工作中，护士的微笑能使患者感觉心情舒畅，使其感受到来自护士的关心和尊重，能帮助患者重新树立战胜疾病的信心。

2. 改善关系。微笑具有使强硬变得温柔、使困难变得容易的魅力。护士发自内心的微笑可以化解护患之间的矛盾，改善护患关系。

3. 优化形象。微笑是心理健康、精神愉快的标志。微笑可以美化护士的形象，陶冶护士的内心世界。

4. 促进沟通。护士的微笑可以缩短护患之间的心理距离。缓解患者的紧张、疑虑和不安情绪，使患者感受到尊重、理解、温馨和友爱，同时也能赢得患者的信任和支持。微笑服务具有先入为主的特点，对护患双方接下来的沟通和交流有着较大的影响。当患者带着病痛而来，首先看到的是一张微笑的脸，会倍感亲切，同时微笑会化解患者一部分的焦虑与痛苦，使他信任医院，信任眼前的医护人员，从而能消除很多的矛盾、疑惑，甚至是一场医患纠纷。

▶▶ 护理人员微笑服务的注意事项

1. 微笑要发自内心。微笑并不是一种外在的面部表情，它更是一种来自心底的温暖。微笑必须发自内心才会动人。因此，必须注意四个结合：一是微笑和眼睛的结合。在微笑中，眼睛的作用是十分重要的，眼睛是心灵之窗，眼睛具有传神的特殊功能。

只有笑眼传神，微笑才能扣人心弦，情深意切。二是微笑与神情的结合。"神"就是笑出自己的神情、神态，做到精神饱满；"情"就是要笑出感情，做到亲切友善。三是微笑和仪态、仪表的结合。端庄的仪表，再配以适度的微笑，就会形成和谐的美，给人以享受。四是微笑和语言的结合。语言和微笑都是传播信息的重要因素，只有做到两者的有机结合，才能相得益彰，微笑服务也才能发挥出它的特殊功能。

2. 微笑要始终如一。微笑服务要贯穿于护理服务的全过程，包括患者入院时、治疗中以及出院时。护理人员应做到：领导在场和不在场一样；对陌生人和对熟悉人一样；对不看病的和对看病的一样；对每一位患者不分年龄、职务、贫富，诊疗服务的态度一样。

3. 微笑要恰到好处。我们提倡微笑服务，但遇到具体问题时还要灵活处理，把握好度，所谓过犹不及，超过了度的事情也许会适得其反。在悲伤的场合，就不应微笑，否则会弄巧成拙。

4. 调控影响微笑的不良情绪。由于护理人员所护理服务的患者的层次、修养、性格各异，有些患者难免有过激的言行。有些护理人员也会因为主观心境而忽略了微笑，影响了护理服务的效果。针对此类情况，护理人员应学会调整自己的心态，运用服务技巧，用自信、稳重的微笑打动患者。

●━━━━━━━ **专家点评** ━━━━━━━●

1. 一是感谢患者拥有"感恩的心"和真诚的行动——给护士寄送了感谢信。二是患者的感谢信真实地反映出患者对护士微笑的"细心观察和心理感受"，为我们深入学习沟通提供了正反馈的实例。

2. 沟通是指人与人之间通过符号传递信息、观念、态度、情

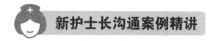

感，以此实现信息共享和互换的过程。其实质是一种社会互动行为，人们通过沟通保持着相互影响、相互作用的关系。而微笑，作为肢体语言，在信息传递中发挥 55% 的效果，语音语调占 38%，词汇仅占 7%。

3. 本案例中，护士在患者处境最困难、内心感到最愧疚的时刻，用微笑和语言，表达了宽容、理解、关爱的观念、态度与情感，从而感染了患者，促进了医患关系的融洽，与保姆阿姨的谩骂、嫌弃的言行形成鲜明的对比。

（林 玲）

参考文献

[1] 贾润卫. 微笑在护理工作中的重要性及心得体会研究 [J]. 心理月刊, 2020, 15（3）: 86.

[2] 刘玲, 吴月凤, 田雯杰, 等. 微笑服务与有效沟通情景模拟对提高护理满意度的效果 [J]. 世界最新医学信息文摘, 2019, 19（57）: 315-316.

案例 26 适时退让，是人际交往的良方

情景再现

预住院患者未及时完成 B 超检查。管床医生将 B 超检查重新预约，将预约时间更改至第二天，同时又增加另一部位的 B 超检查，然后联系 B 超医生，让其把新增的那项 B 超检查当日完成。

第2章　新护士长与服务对象（患者及其家属）的沟通

但医生未将此事告知护士，护士只将更改时间的 B 超预约单交给患者家属，并告知是第二日进行检查，而患者家属告知护士其管床医生已电话联系 B 超室，当天就能做。护士也未与医生进行确认核实，便将重新预约时间到明日的 B 超检查单交给患者家属。当患者家属带患者至 B 超登记处时，被告知这张检查单预约的是明日的检查。患者家属又返回医生办公室询问后才得知，另一项 B 超检查才是今日做的。患者家属又急匆匆到护士站再次取新的检查单。检查结束后，患者家属回到护士站便开始指责护士，抱怨跑上跑下累、电梯难坐等。

护士长："阿姨，您好！我是这里的护士长，具体是什么情况？我们坐下慢慢说。"

患者家属："护士长，来住院，做了一大堆的检查，跑上跑下已经够累了，我妈从早上到现在还没吃过东西！我妈年纪大，吃不消的。你们还落这落那的，害得我又多跑了好几趟。"

护士长："我们先到里面坐，我去了解下详细的情况。"

患者家属："不坐了，我要说法，我很生气。"

护士长："我们先让阿姨坐坐，阿姨也累了。"

护士长扶患者坐下，与患者并肩而坐，了解事件的经过。

护士长："这件事情确实是我们交接欠妥，不该让您来传达，确实应该生气，让您多跑了几趟，最主要是让阿姨饿着肚子等了那么长的时间，确实不应该。"

患者家属："就是，这换成别人都会生气的。我们是来治病的，老毛病没看好，新毛病又要出来了。"

护士长："我理解您的想法，我们先让阿姨吃点东西吧。"

护士长为患者倒上水，患者吃了点面包。

护士长握着患者的手："对不起，阿姨，非常抱歉，您肯定累坏了。这件事是我们没沟通好，我向您道歉。您女儿生气，也是担

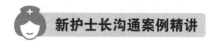
心自己的妈妈身体吃不消，饿坏肚子，能理解，换成我也生气！不过，也请您放心，接下来的手术和治疗，我们会协调好的！"

患者："好的。我们是通过别人介绍过来的，听说姜主任的技术很好的。"

护士长："是的，您可以完全相信我们姜主任的团队。对了，您是明天做手术吧？

患者家属："是的。我妈妈已经吓得走不动道了。"

护士长："我看阿姨的心理素质已经很好了，比这里很多的年轻人要强。等待手术时难免会紧张。不过放心，我跟姜主任说下，多多照顾阿姨，期待阿姨术后健康出院。"

患者家属："好，借你吉言。"

护士长："阿姨，您现在有其他不舒服的地方吗？"

患者："好多了。以后，你们医生和护士要协调好。"

护士长："对，您说得对，感谢您的意见，我们一定重视您反映的情况，努力改进。您先休息，有什么需要跟我们护士说，也可以来找我，我们一定尽最大的力量帮助你们。"

1. 医患双方如何加强沟通协调？
2. 如何巧妙化解患者的不满？

经验分享

▶▶ 适时退让，内观己心，外察世界

能低者，方能高；能屈者，方能伸；能柔者，方能刚。适时退让，是一种智慧，是一种圆润的境界。

　　再硬的弓，拉太满也会折断；再美的月，也有阴晴圆缺。懂得适时退让，进退得宜。案例中的患者家属表达不满时，该护士长没有推卸责任，首先承认"这件事情确实是我们交接欠妥，不该让您来传达，确实应该生气"。第一时间表达歉意，及时道歉以平息患者的"怒火"。接着，劝说患者家属第一时间让患者进食，体会患者的需求，主动提供帮助。适时地运用"同理心"，拉近与患者的距离，同时转移患者情绪的焦点，通过间接的解释，患者能缓解情绪上的不满。最后，该护士长成功地向患者推荐科室医护团队的专业能力，赢得患者和其家属的认同。暂时的退让，是巧妙的迂回，等待的是新的崛起。有原则的适时退让，反而能够赢得无限的空间，巧妙地化解护患问题。适时退让，是中国传统文化中的一种为人处世的锦囊、一种以退为进的策略、一种人生宝贵的智慧。

▶▶ 如何巧妙化解患者的不满？

　　1. 尊重示善，融洽关系。充分重视及尊重患者的个性化需求；用礼貌语问候患者，向患者及其家属做自我介绍，向患者传递已了解到的信息，向患者表达愿意提供帮助的意愿；沟通中常用"我们"一词，以加强双方的同伴意识，"我们"一词，会缩短护患之间的心理距离，让患者产生认同感。

　　2. 非暴力沟通，避免使用责备性或指令性的语言。责备性或指令性的语言可能会引起对方的敌对和逆反心理；观察患者的语言、行为感受，表达自己对患者的语言、行为的感受，体会患者的需求，主动提供帮助。

　　3. 换位思考，表达共情，建立信任。护士需要站在患者的角度看问题，理解患者的实时感受，与患者共情。对患者的情感表达持开放的状态，至少表达一次对患者的同情，适时地应用"同理心"，拉近与患者的距离。当患者或其家属对我们的工作有批评时，我们首先要尊重他们的意见，耐心倾听，不要急于辩解，主动寻找我们工作中的不足之处，先缓和患者的激动情绪，再进行沟通，使问题得到解决。

4. 使用恰当的非语言行为，善于利用触摸艺术，包括目光接触、姿势、动作等。触摸是无声的语言，是非常有效的沟通方式。在工作中，护士要善于伸出自己的双手，使患者感到无比温暖。沟通中并肩而坐，可增进亲切感。

5. 对于我们的过错或者失误，一定要在第一时间态度诚恳地作出道歉，让患者感受到你的真诚，及时道歉以平息患者的"怒火"。遇到不理解、不配合的情况时，要沉着冷静，合理解释，取得谅解；对于患者的批评，要诚恳地接受并表示赞同，同时突出患者意见的重要性；当遇到患者抱怨时，要转移患者情绪的焦点，通过间接的解释，患者情绪上的不满得到缓解，并巧妙地通过心理暗示，把患者的"抱怨"变成"建议"。

6. 使用移情来表达对患者的感受的理解及同情，明确表示认可患者的观点及感受，提供支持，表达关心、理解及愿意提供帮助，不应以就事论事的方法激化矛盾。

专家点评

1. 本案例中出现的服务问题是因为管床医生与护士就 B 超的检查时间沟通协调不一致，而当班护士没有倾听患者家属的表达或没有及时根据患者家属的最新信息来更换 B 超检查单。医护双方都可从案例中吸取经验教训，减少此类事件的发生。

2. 当患者家属对护士发泄不满的时候，护士长及时替换当班护士来解决问题，是很好的团队工作的方法，避免当事人患者与护士产生对抗冲突的风险。

3. 护士长娴熟地应用了沟通技能，引领有"怒气"情绪的患者家属到安全的沟通环境中，确保了沟通的有效进行。此外，护士长真诚道歉，关心患者后续的手术等医疗服务，表现出"通情达理"的共情能力，将医护冲突化解。这值得我们从本案例中学习沟通技能。

（谢姗姗）

参考文献

[1] 韩琳.护患沟通典型案例解析[M].北京：人民卫生出版社，2018：252-253.

[2] 李秋平.护患沟通技巧[M].北京：人民军医出版社，2014：1-4.

案例27 患者家属真的理解吗？

情景再现

李大爷在蛛网膜下腔出血急诊手术后，被收治至 ICU。李大爷的妻子王大妈一直在监护室的门口守候着，以便第一时间得到李大爷病情的消息。第二天一早，王大妈就在门口焦急地打电话询问监护室的医生和护士："我能否进病房看看老伴？我已经一天一夜没看到他了，不知道他手术之后的情况怎么样。"

刘护士："大妈，根据医院的探视规定，病房现在不允许探视，所以你保持电话通畅就行。"

王大妈："凭什么不让我看？还有没有王法？坐牢都还允许

探监！我不管，今天我一定得进去看。"于是，王大妈挂了电话，就要冲开门卡，进入病房！

刘护士见患者家属的情绪激动，无法再沟通，就挂断了电话。

了解到这个情况后，护士长前往监护室的门口，由于大门口还有较多的其他的患者家属，于是护士长领着王大妈到了科室的谈话间，坐了下来。

护士长拉着大妈的手说："大妈，这两天是不是都没怎么休息？我看您一直守在门口，我非常理解您现在的心情。前段时间，我朋友的父亲也是跟大爷出现了一样的情况，所以我也是特别关注大爷的病情。我刚从李大爷的病房走出来，术后的这几天对于大爷来说是最关键的时期，所以我们的医生也是紧紧地盯着大爷的各项指标，我出来的时候医生正在查房。听我们的护士讲，您想进去看看大爷，是吗？"

王大妈："是的，我现在非常担心他。"

护士长："我完全理解，特别是前段时间刚碰到我朋友父亲的事，所以我特别理解您现在的心情。为什么现在不让您进去看？刚刚，医生还在查房，那么在查房之后还要完成各项治疗。您现在进去，就可能会影响到医生给患者换药。还有一个原因就是大爷现在的抵抗力很差，探视会增加他感染的风险，那么病情就可能会加重。看望大爷这是您的权利，肯定会让您看。我答应您，过了这几天的危险期，等大爷的情况再稳定些，我们再进去看，好吗？"

王大妈："哦，原来是这样啊！好的，好的。那给你们添麻烦了。护士长，那我一定积极配合。"

第2章 新护士长与服务对象（患者及其家属）的沟通

问题思考

1. 护士的解释，为什么会导致患者家属的情绪失控？

2. 护士长对患者的解释用了哪些沟通技巧？

经验分享

▶▶ 要有主动沟通的意愿

沟通意愿就是想要去沟通，想要去跟别人交流这个事情。只有你有这个意愿，你才会去考虑如何跟别人交流比较有用，对方会比较容易听懂，哪些内容是必须说清楚的。如果你没有交流的意愿，那么会出现什么情况呢？对于护理这个服务行业来说，有无沟通意愿显得尤为重要，甚至直接关系着这次沟通的效果。为什么对于刘护士的解释，患者家属不理解呢？刘护士用医院的规章制度陈述的是一个事实，但是解释之后，患者家属的情绪失控。刘护士最主要的问题是和患者的沟通意愿低，因此急于找到一个正当的理由给患者家属一个答复，便匆匆挂了电话。低效沟通其实很大一部分的原因是沟通意愿低，越不愿意沟通，问题越严重，随之沟通的障碍越大。作为一个沟通的输出者，或者是接受者，无论是不想输出，还是不想接受，这场谈话都是失败的，因为无法沟通。选择沉默，谈话就无法继续。沟通意愿的强弱如果放到问题里面，可以看作是对问题的面对或逃避。我们都要做勇敢的人，可预知的困难与问题都是能够去面对的。在医患关系中，如果对于可预知的问题，我们都选择逃避，那么对于不可预知的问题，又该怎么办？

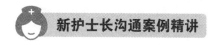

▶▶ 应用沟通技巧

沟通的僵局带给我们的是无法逾越的距离感。因此，需要使用一定的沟通技巧，才能形成有效的沟通，并以此达到沟通的目的。

1. 共情

知名管理专家南勇在他的《共情沟通》里说："越懂共情，越善于突破距离感。"实际上，打破沟通的困境是要培养我们的共情能力。

什么是共情能力呢?

"共情"这一概念是由人本主义创始人罗杰斯提出的。可以理解成同感、同理心。"情商之父"丹尼尔·戈尔曼说："共情，是情商的核心能力，也是人类天生的能力，但一直没有受到应用的重视。"共情是让人与人之间从情绪、认知、观念等建立连接，达成共鸣，让沟通更有效，达成共赢的局面。

患者遇到难题时，如何共情?

在对方遇到难题时，我们不要一味地只说"我理解你"就完了。这样虽然可以暂时缓解患者的情绪，但是并不能真正解决问题。因为对方希望你理解的不仅仅是他的感受，同时还要明白他想要解决的问题。因此，我们首先应该站在患者的角度去看问题，在沟通中产生共情，让患者愿意敞开心扉与我们倾诉。然后，通过进一步的沟通来深入了解患者所遇到的问题，尽最大的努力帮助患者一起解决难题。只有这样，才能拉近与患者的距离，为后续的沟通打下良好的基础。

2. 以理服人

单凭医院的规章制度，不足以说服患者家属，在说服的过程中，还应加入以患者的实际情况、事实作为依据。有些人可能会认为，说服他人只需要简单地介绍医院的各种制度就可以，患者及其家属就一定会表示理解。这么想是不正确的。大多数的患者比较理性，如果对自己没有益处的话，是不会被说服的。因此，这就要求说服者在劝服别人时，一定要用事实来说话，以道理来使他人心悦诚服。

说服别人时，应该善于分析利弊，用清晰透彻、有理有据的说服方式，促使对方醒悟。讲事实，摆道理，冷静地思考，全面而深刻地进行剖析判别，这样才能有效地说服对方。

专家点评

护士直接告诉患者家属的医院规定——不许探视。虽然表述清晰，但与患者家属的沟通目的——"我要探视"，是完全背离的，从而导致与患者家属的冲突。这是许多沟通冲突中最常见的问题。而护士长表达了尊重患者家属探视的权利，也愿意帮助患者家属实现目的，但同时提出延缓探视的请求，与患者家属达成沟通的目的。通过案例对比，我们获得了许多沟通技能方面的启发。另外，护士长改变沟通环境，带患者家属到科室单独沟通，确保了良好安全的沟通环境。

（王泓权）

参考文献

[1] 刘瑞霜．护理工作中的沟通与协作 [J].国际护理学杂志，2008，27（4）：447-448.

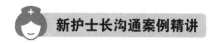

案例28 什么样的环境更有利于沟通？

情景再现

一大早，送饭阿姨还穿梭在病房的走廊，用她那清脆响亮的叫声呼唤患者拿早餐，护士站面前熙熙攘攘地围了一圈人。这时，人群中传来患者刘伯伯激动的责问声："我家里人昨天就回家了，为什么还有一笔陪护躺椅的费用？"

王护士："刘伯伯，您稍等一下，我马上给您查看费用。"

患者刘伯伯："我在自助机上查到了有这笔费用。明明没有人陪护，你们乱收费。"

王护士："那我给您退掉吧，您先回病房可以吗？"

周围的患者围了过来，大家七嘴八舌地讨论起来。

患者A："你们这个是不对的，现在不是退不退费的问题，要给人家一个说法。"

患者B："就是，人家是查出来了，我们平时没关注费用，说不定还有别的乱收费问题。"

患者刘伯伯："一句轻描淡写的'退费'，这是几块钱的事情吗？"

其他患者纷纷加入话题："对啊，对啊！不查不知道，一查吓一跳，什么医院啊，乱收费……"

患者刘伯伯："对，我要去投诉，好好查查你们医院！"

王护士一脸委屈，心想：我的态度已经很好了，也马上处理了，为什么大家还是觉得不满意……

第2章　新护士长与服务对象（患者及其家属）的沟通

问题思考

　　1.针对患者在围观下的责问，我们首先应该怎么做？

　　2.在嘈杂的护士站，如何迅速转移场所，建立有效的护患沟通？

　　3.什么样的环境更有利于沟通？

经验分享

　　有效的医患沟通是构建和谐的医患关系的重要组成部分，也是防范医疗纠纷甚至是医患冲突的有力保障。有研究表明，80%的医患纠纷与沟通不畅有关。沟通存在于我们的日常工作中，有时候是一句简单的问候，有时候是一个不经意间的笑容，有时候是一次暴跳如雷的正面袭击……在与患者的沟通过程中，可以使用的技巧很多，但是沟通技巧无法简单复制，必须结合沟通环境或沟通对象的不同而变化。简而言之，同一个沟通技巧，在不同的环境中，会取得不同的沟通效果。在本案例中，王护士亲切地称呼患者为刘伯伯，拉近了彼此之间的关系，先做安抚，让他稍等，第一时间核实事件本身，在得知多收费了之后，她立即做出退费的答复。这是一件看上去天衣无缝的沟通案例。那么，为什么患者刘伯伯还是不满意，还是坚持去投诉呢？为什么王护士做了这么多努力还是感觉内心充满委屈，究竟是哪里出了问题呢？原来，在这个案例中，王护士忽略了本次沟通存在的环境。

　　那么，清晨的护士站是一个怎么样的环境呢？首先，这里充斥着嘈杂的声音，包括此起彼伏的铃声、送饭阿姨的叫唤声、晨起患者在走廊的招呼声、清洁阿姨的洒扫声等。声音嘈杂，难以使人安静下来。其次，光线较为阴暗。清晨的光线不是特别的明亮，由于护士站一般都设在住院病房的中间位置，光线照射受到影响，阴暗的光线容易影响到人的情绪。再次，护士站是一个开放的区域，周边病员多，建议多，声音杂乱，影响被沟通人的思绪。

除了外环境之外，内环境也是影响沟通效果的因素之一。首先，是生理因素的干扰。如本次案例中的患者存在疾病本身以及饥饿、疲劳等生理不适，容易产生不耐烦、厌恶等不良情绪。其次，是情绪状态的影响。患者存在气愤、暴怒等情绪时，常对信息的理解有偏差。例如，本案例中的王护士，本意是想安抚患者，给予退费处理，但是在患者眼里，可能误解成敷衍了事。再次，沟通的效果受患者本身的性格、知识水平、文化背景等影响。一般来说，性格豪爽、开朗大方的患者相对比较容易沟通，而性格内向、小心拘谨的患者沟通时则需要花费更多的时间和耐心。

建议三部曲

在本案例的沟通情景中，建议王护士分三步走。

1. 看到气势汹汹的患者刘伯伯，不急着承认错误，先进行安抚，稳定刘伯伯的情绪。

2. 分散护士站的患者，帮助大家回归理性，避免人云亦云、聚众起哄等情况。

3. 邀请刘伯伯早餐后至护士办公室，为他准备饮用水，摒除嘈杂的环境后，再运用沟通技巧做进一步的沟通。

总之，沟通时为患者营造良好的外环境，促进舒适的内环境，使患者在舒适、愉悦的环境中进行沟通，结合各种沟通技巧，与患者建立良好的护患关系，从而全面而整体地观察患者、评估患者，运用整体护理做好优质的护理服务。

▶▶ 什么样的环境适合沟通

外环境

1. 简洁、庄重的环境，如会议室、办公室等，会让患者感觉到隆重、被重视，有利于严肃性问题的沟通，但也会让患者有压抑、紧张的情绪；活泼、欢快的环境，如宣教室、阅读角等，会让患者有轻松、愉悦的感情，有利于促膝长谈，但也会产生随意、不认真的情绪。因此，要针对沟通的问题以及沟通人当时的心情状态及期待值，选择合适的场所。

2. 保持良好的光线和通风环境。光线适中，天气状况不佳时，可调节灯光，避免光线晦暗；室内通风，避免压抑、密闭等空间；调节室温，保持合适的温度和湿度，让被沟通者处于生理舒适的状态。另外，条件允许下可为患者准备一杯水、一盒纸巾等日常的生活用品，让患者可以随时使用。

3. 当沟通问题涉及患者的隐私时，为患者创造私密的环境场所，回避无关人员的围观和干扰。如遇到比较棘手的问题时，切忌在大庭广众下处理，应邀请患者一同至合适的场所，坐下来平等地交流，让患者感受到被尊重、被保护。

4. 与患者的空间距离适中，座位的距离合适，既不会太远而导致有疏远感和陌生感，也不会太近而出现压迫感和被侵略感，让患者感受相对舒适的距离，提供自由感和安全感。

内环境

1. 减轻患者因疾病带来的身体负压的状态。如患者行动不便，可进病房、在床边进行沟通；如患者因未进食而感到饥饿，则可在饭后、点心后等时机进行沟通；如患者感受到疼痛时，可先遵医嘱用药，缓解疼痛后进行沟通，减少患者因病理因素导致的身体负担。

2. 缓解患者的情绪，使其在平静期接受沟通。如患者有愤怒、暴躁的情绪时，会对接收的信息失真，表达出不同的理解；如患者有消极、抑郁的情绪时，可能会不愿意交流。厌烦交流等情绪会影响沟通。因此，先不急于沟通，而是以稳定情绪为首要原则，想方设法消除患者的不良情绪，再进一步尝试建立沟通关系。

3. 面对不同的性格、文化差异的患者，应该努力提升自我的文化水平，加强人文修养，对患者多一些耐心、多一些理解和尊重。如面对少数民族、有不同的宗教信仰的患者时，应尊重他们的文化背景，知晓他们的文化习俗，在相互尊重的基础上进行沟通。

4. 如患者有身体上的缺陷，如耳聋、眼瞎等，应对其付出更多的关爱，如使用纸笔、手势等，也可以邀请专业的听障人士志愿者协助沟通，让患者有被尊重感。

专家点评

本案例具有普遍性的意义。护理团队可以利用本案例，学习掌握如何快速寻找安全有利的环境来开展有效的沟通，避免冲突。特别是建议护理团队采取情境演练的模拟，不断进行应对性练习以达到快速高效的应对效果。

（王筱萍）

参考文献

[1] 刘丽华.浅析现代护理模式的护患沟通在护理实践中的应用[J].中国实用医刊，2012，39（10）：115.

[2] 余可斐，张东云，左红霞.体验式护理服务的实施及效果

观察 [J]. 中华现代护理杂志，2013，19（30）：3783.

案例 29　知其然，知其所以然

情景再现

胺碘酮是心血管内科的常用药，经外周浅静脉给药是临床中首选的给药途径。然而，胺碘酮的 pH 值处于偏酸性范围，经外周浅静脉给药极易发生静脉炎。研究显示，外周浅静脉注射胺碘酮后，静脉炎的发生率高达 22.5%~95.1%。因此，在临床上，护士需要加强巡视，每小时评估穿刺部位的皮肤等情况。

31 床患者突发心房颤动，遵医嘱予静脉注射并持续微泵输注胺碘酮。责任护士正在巡视病房，刚进病房便听到患者家属说："护士，我老伴打针的地方有点痛。"

责任护士："好的，阿姨，我看下。"责任护士立即查看了穿刺部位的皮肤情况：穿刺处的皮肤有些红肿，静脉无条索状变化，无硬结。

"阿姨，叔叔的这枚留置针不能用了，得重新打。我这边先把留置针拔掉。"责任护士立即拔除并更换部位重新穿刺，同时用药前沿血管走向在穿刺点上方贴康惠尔透明贴，予以保护。

患者家属："护士，这针这么厉害的，没打多久就红、肿、痛。"

责任护士："阿姨，没关系的，这针就是这样的，我拿了土豆片，外敷一下，慢慢会好的，有事按呼叫铃。"责任护士说完便匆匆走了。

护士长上午巡视病房，查看患者的护理质量情况。

患者家属："护士长，我老伴刚打过针的地方红、肿、痛。护士说没关系的，这针就是这样的，她拿了这几片土豆片敷，说是慢慢会好的，说完就匆匆走了。这针真这么厉害吗？"

护士长："阿姨，这个药针对的是叔叔心跳快且乱跳的这个情况，但是它的刺激性强，再加上您老伴的年纪大了，静脉血管细又脆，因此更容易出现这种情况。"

患者家属："刺激这么大，还会不会好啊？"

护士长："阿姨，您先别着急，这种情况，我们遇到很多了。叔叔的这种情况相对比较轻，我这边把土豆片重新切一些，给叔叔敷上。"

患者家属："这土豆片真有用吗？要不要涂其他的药膏？"

护士长一边切土豆片一边说："土豆内含大量的淀粉、龙葵素等，有止痛、减少渗出的作用，局部外敷可消肿止痛。之前，对于这种情况，我们这样处理的效果都挺好的。土豆片的厚薄也是有讲究的，一般为 0.5~1.0cm。这样均匀敷在皮肤的红、肿、痛处，外面再用保鲜膜包裹两层，防止土豆汁液蒸发过快及被氧化。如果发现土豆变黑或变干了，我们及时更换。阿姨，这边先敷着，我们看看效果。"

患者家属："好的。护士长，你真有耐心，你这么和我解释，我明白了，也放心了，谢谢你。"

护士长："不客气。阿姨，这都是我们应该做的。叔叔的另外只手的留置针也打着这个推针。刚刚，我已经看过了，打针地方的皮肤情况目前都是好的，手活动时幅度稍微小些，如果有红肿或者痛，及时拉铃叫我们。我们护士也会按时来巡视的。"

患者家属："护士长，您考虑得真周到。"

护士长下午查房刚走进病房，患者家属一见面就说；"护士长，责任护士刚刚来看过，我老伴打针的地方比上午好些了，谢谢你们。"

1. 家属存在疑虑，我们应该如何处理？
2. 如何让护士进行有效的沟通？

经验分享

护患沟通在护理工作中是非常重要的。沟通的背后，往往体现的是我们是否对患者及其家属有足够的理解和共情。发生此案例后，护士长找多个当事人交谈沟通后了解了相关的情况：责任护士说上午过于繁忙，没时间和患者家属详细沟通，耐心解释为什么要外敷土豆片。第一位给叔叔静脉注射胺碘酮的护士说，因为患者及其家属的年纪大，怕讲得多不理解，所以就没和他们细说胺碘酮可能会引起静脉炎的情况以及相关的注意事项。

此案例中，患者及其家属的年纪大，对医疗相关的专业知识不了解，存在疑虑很正常。当患者及其家属存在疑虑时，我们首先要学会"换位思考"，想人所想，理解至上。其次，了解疑虑的来源，这样才能有的放矢。此案例中，护士长第一时间向患者及其家属耐心解释静脉胺碘酮治疗的目的，以及静脉炎出现的原因，同时通过分享曾经成功的案例打消患者及其家属的担心等，让患者及其家属知其然的同时知其所以然。在后续的工作中，患者及其家属会更加积极地参与配合，不仅能有效降低静脉炎的发生率，而且还能提升护理的满意度。

因此，在临床工作中，我们要综合考虑患者及其家属的疾病、文化水平、心理及社会支持系统等情况，因人而异地进行有效沟通。这有利于建设良好的护患关系，体现护理人员对患者的尊重，通过情感交流能够更好地服务于患者。

良好的护患关系不仅有助于患者的康复，也是医院高质量健康服务的重要内容之一。那如何进行有效沟通呢？

第一，护患沟通不仅要求语言与非语言技能、熟练的专业技能、丰富的专业知识，同时认真的工作态度和良好的道德修养，也是护患沟通有效的、重要的前提条件。护士要尊重患者，自觉维护患者的权益，给予患者真诚的关怀，用充满亲情的话语与患者沟通，把护士职业的品质、性格、思想等用自己的言语、行动体现在护理过程中。

第二，把握沟通时机，比如入院介绍是建立良好的护患关系的开始，还有晨间护理、发检查单、护理操作等也是巩固护患关系的关键时刻。在护患沟通中，与患者建立信任是护患沟通的重要内容和先决条件。

第三，修炼语言功夫，实现有效沟通。护士面对各行各业、五湖四海的患者，由于文化背景、年龄、职业、所受的教育程度等的不同，护理人员需要观察患者的个体情况，因人而异地进行有效的沟通，使用对方能够接受的动作及语言与患者进行有效的交流。护士在与患者沟通时态度要诚恳，要有同情心和耐心。语言应通俗易懂，善用安慰语，多用鼓励的话，巧用权威话，慎用消极语，禁用伤害语等。

第四，治疗性沟通语言的使用。治疗性沟通指提供者应用语言和非语言交流的方式，以帮助患者克服心理或情绪方面的困扰为目标的沟通。有别于传统的沟通模式，其属于认知行为治疗范畴的一种干预措施，需要由拥有一定的专业知识和沟通技巧的临床护士去实施。治疗性沟通已被国内外护理界认为是最能体现护士价值的三大护理行为之一。

第五，学会倾听，做患者忠实的听众，努力去了解患者的意图和情绪，让其知道你能够真实准确地理解他们，并进行有效的回应，同时需注意非语言性的沟通行为。

随着"健康中国"行动的发展，就医体验感是现代医院发展的重要内容之一，因此，有效的护患沟通显得越发重要。医护人员只有掌握积极有效的护患沟通的技巧，才能构建和谐美好的护患关系，进一步提升患者的就医满意度。

专家点评

1. 本案例折射出护士在繁忙的工作中，更需要注重护理服务的细节，进而提高患者护理服务的满意度。

2. 面对患者提出的疑虑，既要强调用药的目的性，也要讲明用药可能发生的副作用及预防的措施，争取患者的理解、配合与支持。

3. 护士长发现护理问题后，及时地、耐心地与患者家属沟通，同时给予土豆片外敷的措施，弥补了护士工作上的疏漏，获得患者的赞许。

4. 护士长事后通过调查了解事件的全过程，用自己的行动，给当班护士上了一堂实践课！这是一场典型的从实践中学习的案例。

（周玲波）

参考文献

[1] 潘露，谢彩霞，肖莉，等.预防输注胺碘酮致外周静脉炎的证据总结 [J].护理学杂志，2021，36（5）：15-19.

[2] 丁珊妮，叶小健，缪艳琴，等.外周浅静脉注射胺碘酮所致静脉炎预防及护理的最佳证据总结及评价 [J].全科护理，2022，

20（29）：4054-4058.

[3] 彭利芳.新鲜土豆薄膜治疗可达龙注射液所致静脉炎的效果研究 [J].当代护士（上旬刊），2019，26（4）：138-140.

[4] 广丽平.临床内科护理工作中护患沟通研究 [J].临床医学前沿，2022，4（4）62-64.

[5] 王小影，唐启群，郭敬然.护患沟通意愿潜抑的研究进展 [J].循证护理，2023，9（18）：3305-3308.

[6] 张格，梁鑫悦，张静，等.治疗性沟通在护理领域的研究进展 [J].中国临床护理，2023，15（5）：318-321.

[7] LEVY-STORMS L.Therapeutic communication training in long-term care institutions：recommendations for future research[J]. Patient Educ Couns，2008，73（1）：8-21.

[8] 张淑，李宏，周松，等.护患治疗性沟通量表的汉化及信效度检验 [J].中华护理教育，2023，20（5）：589-593.

案例 30 共情的力量

情景再现

某日上午早交班，进行床旁交接时要查看 8 床患者的皮肤情况。

夜班护士："阿姨，我们要交班了。翻身看一下皮肤，好吗？"

8 床患者："护士小姐，你们不要动我，我全身都很痛。"

8 床患者家属："不用看了，她皮肤怎么样，我们自己知道的。对毛病不管的，就知道看屁股！"

日班护士："师傅，不是这样说。毛病要看的，皮肤也要管的。屁股烂了，怎么办？来，我们一起帮忙翻一下！"

8床患者家属："她处于癌症晚期，全身到处都在转移癌细胞了，你看她能让你动吗？"

日班护士："嗯，是的，在癌症晚期是痛的，那我们动作轻一点。"

8床患者家属："还动作轻一点！碰一下都痛得不得了！我们就是不要翻身。签字！"

护士长："好的，那就先不翻了。阿姨，等你的痛好一点了，再说吧！"

过了一会儿，8床患者家属暂时离开，护士长再次来到8床。

护士长："阿姨，你是哪里过来的啊？挺不容易的，还用自己的床推过来的。"

8床患者："我是从余姚过来的，我现在一动就痛，换床太痛苦了，所以就自己家里买了一张移动床。"

护士长："哦，那挺不容易的，但是相对来说你还是幸福的，起码儿子这么孝顺！"

此时，8床患者家属一看护士又在床旁了，警惕地跑过来，护士长转头和患者家属说："我听你妈妈说你们是从余姚过来的，这床这么重，怎么搬来的？"

8床患者家属一愣，说："我们过来很不容易的，我叫了辆大巴车，家里一帮人一起把床抬上车。没办法，她动不了。"

护士长："哦，那真是难为你们了。你对你妈妈真好，真是个孝顺的儿子，一般人做不到的！"

8床患者家属沉默了一会儿，语气明显软了下来，说："那也没办法，自己的妈！其实，我妈生病这么久了，也一直来医院，

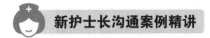

是知道你们的流程的，我们也不是说不给你们看。第一是因为我妈她痛，第二是因为她全身的皮肤其实都已经烂了！"

护士长："嗯，是的，我知道的。很多癌症晚期的患者都是这样的，很痛苦的，我们也理解的。我们也是想评估一下，看看皮肤现在是怎么样的情况，有没有什么办法缓解一下。至于翻身的时候，我们大家一起帮忙，尽量让她疼痛的感觉轻一点。"

8床患者家属："那你们不嫌臭，确实要看的话，那就看一下吧，不过动作要轻一点，她受不了。"

护士长："翻身看皮肤本来就是我们的工作，没有臭不臭的，谢谢你们的理解和配合，我们肯定会注意的，那我现在就叫人过来一起帮忙翻！"

问题思考

　　1. 遇到久病成医、固执己见的患者，我们该如何处理？

　　2. 如何让护士学会共情，并恰当地将其运用到日常工作中？

经验分享

　　急诊科室是医院对外开放的前哨窗口，是抢救和管理任务最重的科室，也是最易发生医疗纠纷和投诉的科室。急诊患者和其家属因为急性危机降临，常伴有一些不良的情绪反应：①紊乱式，如紧张、恐惧、焦虑、多疑等；②攻击式，如不满、挑剔、逆反、愤怒、敌意、攻击等；③自闭式，如孤独无助、抑郁、悲伤、依赖等。

　　本案例中的患者和其家属就出现了对护理工作的不配合、指

第 2 章　新护士长与服务对象（患者及其家属）的沟通

责与刁难等心理特点。作为急诊护理人员，我们需要了解到引起患者和其家属这些心理特点的原因是持久的病程不仅给他们带来物质上和经济上的损失，还带来生理上的伤害，又因为此次慢病急发导致患者和其家属的心理防线再次崩溃，从而引起了心理失衡。因此，对他们的这些应激反应所导致的心理危机要给予耐心疏导、积极沟通，不然很容易引起误解，激化和加重不良情绪的反应，从而产生护患冲突。

那么，我们该如何来应对这类久病成医且固执己见的急诊患者和其家属呢？首先，要树立"以患者为中心"的护患沟通模式，了解患者及其家属的感受、担忧和期望，并认真听取与认同患者和其家属的感受、观点，再加以心理疏导，以此赢得信任，提高沟通效果。另外，患者也是有思想、有感情的人，特别是对这类经常和医院打交道的患者，在沟通的过程中，尽量避免指令式的生硬告知，多运用安慰性、解释性、鼓励性、礼貌性的语言与患者和其家属平等交流，使他们感受到医护人员的关心和尊重。最后，要善于倾听患者提出的问题和需求，重视观察患者和其家属的非言语信息，及时给予问候、关爱、温暖，以减轻他们的心理应激的紧张状态。

"共情"这个词，最早源于一个德语单词 Einfühlung，指的是把自己的感受投射到自然界中去。比如看到一座高山，你会感到它是强壮的；看到一条笔直的路，你会感到它是坚定的。1905年，心理学家 Edward Titchener 和 James Ward，在这个基础上，创造了"共情"这个词。它的意思是能够把自己的感受投射到别人的身上，试着去设身处地理解对方的感受。共情是一种能够理解他人在这个世界上的经历，就像你自己亲身经历一样的能力。然而，需要明确的是，共情并不意味着你要成为对方，而是要深刻地理解对方的感受和经历。

　　那么，作为一名管理者，在护患沟通中，我们如何让护理同仁们学会共情，并恰当地将其运用到日常工作中呢？这就需要经过积极倾听、换位思考、敏锐感知、准确回应与引发认同5个步骤。

　　1. 积极倾听。共情的首要条件是倾听。投入地倾听患者，不仅要注意他的言语内容，而且要注意非言语线索所传递的情感信息，这样才能完全理解患者，与患者的感受产生共鸣。

　　2. 换位思考。换位思考是使自己变成患者，站在患者的角度，用患者的眼睛与头脑去感知、思考和体验。换位思考是要我们护理人员尽可能地排除自己的知识、经验、价值观、人格特点，甚至兴趣爱好等的干扰，用关切体察的态度去接触患者的内心世界，达到感同身受。这样，患者会更乐意同我们诉说自己的病情。或许我们都有这样的经历：在别人生病时，我们最常见的态度是"真是小题大做，这么点疼痛都忍不了"。可是，当自己患同样的病时，终于知道，原来真的好难受！医护人员也同样如此，当成为一名患者之后，真正发自内心的共情才会发生。

　　3. 敏锐感知。心理学家罗洛·梅认为："成熟的人十分敏锐，就像听交响乐的不同乐章，无论是热情奔放还是柔和舒缓，他都能体察到细微的起伏。"然而，大多数人的感受是"像军号声那样单调"。因此，敏锐的感知是一项非凡的技能。当然，敏锐的感知应该是把事实内容与情感内容分开，把事实内容之间的逻辑关系找出来再识别，找出情感反应与事实内容之间的联系！比如，对于患者描述的病情，症状中可能夹杂着他的情感反应，而查体才是最真实的反应。

　　4. 准确回应。准确回应是护理人员表达患者未察觉到的自己真实的情感感受的过程。如果未能回应患者的想法、处境、困难和感受，患者一般会认为护士忽视了自己的感受。以理解和接纳的态度回应患者的感受，可以让患者迅速对我们产生好感。回应患者时可以用自己的话或者巧妙地引用对方所说的话，也包括用适当的身体动作或者面部表情给对方情感支持，护理人员恰当的非言语回应都会使患者感到被理解与接纳，可以很好地促进共情！

5. 引发认同。共情的重要价值在于走进患者的内心世界，帮助患者正视自己的病情，真实领悟自己的情绪感受，从而认同护士的建议，配合治疗，促进其病情的康复！

因此，护理人员通过共情，可以使护患沟通更顺畅，更容易达成护患和谐。事实上，共情的过程不可能像以上5个方面所说的那样的机械化、一步一步地进行。护患沟通的过程中，护理人员可能要不断地进入患者的内心世界，再回到自己的世界，再进入，再出来。这个过程中，护理人员不是把共情作为纯粹的一种技术与方法来使用，而是作为一个有思想、有感情、有反应的人与患者交流。共情是以投入的倾听为前提，以换位思考的理解和敏锐的感知为中介，以准确地表达出自己潜意识的理解为核心，以引发患者的认同、配合治疗为结束。

心理学家阿德勒有一句名言，有助于我们对于共情作为临床方法的认知。阿德勒总是要求自己以及他的学生："穿上患者的鞋子（站在患者的立场上）来感受与观察患者的体验。"

为什么共情会有用？因为情绪是我们最原始的本能。情绪最容易把人连结在一起。当人与人之间产生情感连接的时候，再去沟通就轻松有效多了。怎样进行情感连接？最简单的方法，就是要准确地感受患者的情绪，然后再接纳患者的情绪，这就是共情。共情做好了，护患沟通就成功了一大半！

专家点评

1. 在第一次沟通无果，且患者家属有明确的反对和不配合后，护士长及时暂停，避免沟通冲突，特别是面对非紧急的护理服务，是最终解决问题的方法之一。

2. 护士长通过了解患者的困难，建立与患者的初步信任，消除紧张关系。在患者家属有防卫心理的情况下，夸赞患者家属对久病母亲的孝顺，让患者家属获得心理认同感，达成查看患者皮肤的请求，完成了护理任务。这是一次成功的护患沟通。

（高贤珠）

参考文献

[1] 徐永娟，刘志梅，位兰玲，等．急诊护士工作压力源和心理资本对共情疲劳影响的路径分析 [J]. 中华现代护理杂志，2020，26（16）：2162-2167.

[2] 潘辰，伍妍，王利锋，等．共情训练在医学生医患沟通实践教学中的应用效果 [J]. 中华医学教育杂志，2020，40（5）：343-348.

[3] 郑小占，孙琪．叙事干预对急诊科护士共情能力职业倦怠感及心理弹性的影响 [J]. 国际护理学杂志，2023，42（13）：2373-2376.

第2章 新护士长与服务对象（患者及其家属）的沟通

案例 31　**用心倾听，积极改变**

● ━━━━━━━━━━ ╱ **情景再现** ╲ ━━━━━━━━━━ ●

　　快临近中午下班时，护士们仍忙碌地穿梭在病房中，突然一声大喊在护士站工作台前响起。

　　患者家属："你这护士是什么态度，叫你抽个血还这么多话，你叫什么名字？我找你们的领导投诉去！"

　　张护士："你去好了，我不怕你。"

　　顿时，护士站面前围了一堆的患者及其家属，事件一瞬间升级了。听到吵闹声，护士长马上冲到护士站，看到张护士和患者家属正针锋相对中，各自不让，大有发展为动手的趋势。见此情况，护士长连忙叫林护士拉张护士到护士值班室，请患者家属来到办公室，询问事情的经过。

　　经过和患者家属的沟通，了解到原来事情的真相是这样的：36床患者今天出院回家，住院费用已经结清，患者家属叫张护士给患者抽一个外送的血液标本。张护士见没有血液标本条形码，也不知道具体的检测项目，于是一口回绝了。

　　张护士："您这个血液标本为外送标本，既没有检测项目条形码，也没有采集试管，我没法帮您采集。"

　　听到这话，患者家属的脾气就上来了："啥话？我们都还没出院，帮忙抽个血就不行了？这个外送血不需要条形码，你们医院有这么多的试管，给一个，不行吗？"

　　张护士："给一个试管是没什么问题的，但是我不知道检测项目，我们试管的种类那么多，不知道需要用哪种试管。"说完，张护士拿出各种不同种类的试管给患者家属看。

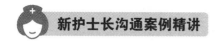

患者家属:"你这护士是什么态度,好好说,不行吗?我哪知道有那么多种类的试管。我问来用什么试管,不就行了吗?"

张护士:"我态度怎么不好了?我在好好跟你说!"

接下来,大家就各说各有理,吵闹起来,差点就动手了。了解了事情的经过后,护士长让患者家属仔细询问检测项目所需的采集试管、采血量以及采集过程中的一些注意事项。护士长为患者采集好,并将血液标本交给患者家属,叮嘱及时送检。护士长还代表张护士向患者家属道歉。此时,患者家属的情绪也平静下来了,也认识到自己说话过于冲动,不能完全责怪张护士。

事后,护士长找张护士谈话,问她事情的经过是否和患者家属告知的一样,张护士表示认同。护士长又跟张护士聊起了沟通的技巧,对于同样的一件事,不同的说话方式及语气语调,产生的结果截然不同。

问题思考

张护士虽然按操作流程做事,但考虑问题不够全面,说话态度方面有待改进。作为护士长,就该事件如何与张护士沟通,以免此类事件再次发生?

经验分享

1. 该案例是医患沟通中的最常见的沟通冲突案例,具有普遍性意义,值得深入分析,从中吸取经验教训!

2. 按照相关的规定和原则,护士从职责上,可以不为已出院的患者提供额外的医疗服务。这也是护士内在的潜意识和判断,或者称之为"自以为有理"。而患者家属的认知有偏颇,也自认为护士采血是举手之劳。双方对问题的认知偏差,为医患沟通埋下隐患。

3. 护士在不情愿的心态下，面对患者对采血试管及检验项目搞不清时，拒绝了服务。而患者家属在其请求被拒绝后，恼羞成怒，指责护士的服务态度。而护士进一步的说明，被患者家属认为是为拒绝找的理由，导致双方沟通的误解加重。

4. 患者家属在请求被拒绝和听到解释的理由后，采取威胁性的言辞。而护士受到威胁后，表达了"不怕告领导"，导致"邀请挨打"的沟通冲突。

平时的日常生活工作中，难免会遇到各种各样的人。首先，当遇到不同性格的人，要区分对待，交流沟通也不例外。如果患者或其家属是男性且性格较冲动的，那么与其交流沟通时，我们不能太过强势，应该发挥女性的温柔婉转，以柔克刚。不过，必要的底线或原则还是要坚持的，不能盲目迎合他的要求，可以避重就轻，答应或保证能力范围内所能完成的事情。该事件中，患者家属是男性，脾气较大且易冲动，在与张护士交流不成后，就要开始准备动手打人。而我们的张护士也不甘示弱，继续与患者家属吵闹。一名女生有能力和一名男性对抗吗？用心倾听可以帮助我们预防潜在的暴力，使谈话生动有趣。我们面对沟通冲突升级时，及时求助是最佳的策略。其次，保持沉默，获得冷静的时机。最后，训练自己能扭转沟通冲突的能力，引导沟通向和谐的方向发展。

在生气时，批评和指责他人都无法真正传达我们的心声。如果想充分表达愤怒，我们就不能将责任归咎于他人，而应把关注点放在自己的感受和需要上。与批评和指责他人相比，直接说出我们的需要更有可能使我们的愿望得到满足。作为护士长，应时时关注每一位护士的情绪变化，做事情以鼓励为主，以惩罚为辅。护士有情绪问题时，应寻求原因，而不是严厉批评。这样的话，护士的心情好了，才能微笑面对患者，即使面对的是一名刁钻的患者，护士们也能轻松应对。另外，现在大多数医院的护理部，更关注的是护理质量，有一大堆的考核、培训、检查时时等待着护士，缺乏对临床护士心理层面的关注。护士们身心疲惫，往往等护士出现了心理方面的问题再去解决，寻求原因，这已经是本末倒置，发生后再去补救往往为时已晚，防患于未然才更为重要。所以，医院的管理层应该重视临床护士的心理健康问题，多开展心理疏导方面的课程，设立一个沟通交流的平台，让护士们有心理问题的时候可以疏导、发泄，让负面情绪得以缓解。

专家点评

1. 该案例，作为护患沟通的最常见的案例，具有普遍性的意义，非常值得按照沟通理论框架深入分析，从中深入了解沟通背后的深层原因、沟通的技能，吸取教训，促进沟通技能的提升。

2. 护士长及时制止了沟通冲突，并化解了一次患者投诉。护士长可以根据案例分析，率领科室护士就本案例开展案例教学，促进团队沟通能力的全面提升。

（贺小英）

参考文献

[1] [美]艾瑞·克伯恩.人间游戏[M].丁伟，译.西安：太白文艺出版社，2023：158-162.

[2] [美]马歇尔·卢森堡.非暴力沟通[M].阮胤华，译.北京：华夏出版社，2018：40-146.

第3章
新护士长与上级的沟通

案例 32　听懂上级的话——弦外之音

情景再现

某病区的新护士长来到护理部办公室交资料。

科护士长："你的报告总是最后交的。"

新护士长："我的报告是不是拖了进度？"

科护士长："你科室里面有什么事吗？"

新护士长："科室有一些杂事，下次尽量早点交。"

科护士长："交代的报告应该及时上交，要学会统筹时间。"

新护士长："好的。多亏您提醒我，要不影响进度就惨了。我之后会注意提高速度，每次至少都在截止日期前提交报告。"

问题思考

1. 如何学会正确地结构化倾听，建立有效的上下级的沟通？

2. 怎么分步骤听懂上级的话——弦外之音？如何积极回应上级？

经验分享

纪伯伦曾经说过："如果你想了解一个人，不是去听他说出来的话，而是去听他没有说出来的话。"其实，就是在说与人沟通交流的时候，要听懂字面意思背后的含义。有些人说话比较含蓄，有时不会轻易把自己真实的意见、想法直接地从口头表达出来，但他本身的感情或者真实的意见，反而会在他的非语言（肢体语言）里体现得清清楚楚。因此，我们应该学会用脑子听话，用眼神去沟通，用智慧去做事。认真倾听，适时共情，与上级达成一致的目标，才能产生良好的效果！其实，这就涉及一个沟通中非常重要的问题，那就是如何倾听。只有学会倾听，你才能进行沟通。倾听是双方展开沟通的基础，如果你无法听懂上级的弦外之音，你就无法展开有效的沟通。因此，在工作中，听懂上级的弦外之音，能让你们接下来的沟通变得更容易。那么，如何听懂弦外之音呢？

首先，我们要听懂上级的真实意图。其次，我们要让上级知道我们听懂了。最后，我们得给上级一个积极回应。先来谈谈怎样听懂上级的真实意图。这就需要一个小技巧，那就是结构化倾听。在接收上级的每一段话时，我们都要明确这段话中的事实和情绪，准确接收事实，快速辨别情绪，是倾听中的第一步。快速辨别情绪有一个方法，就是识别路标词，一般出现"总是、经常、都说、千万别"之类词语的句子，都是在表达情绪，还要通过观察上级的面部表情、肢体、穿着风格以及声音中的感情信号，来准确判断上级想要表达的是什么。

感受一下这句话："你的报告总是最后交的。"

这句话有可能是事实，也有可能是有情绪。如果说这句话的人进行过统计，你确实总是最慢的，那这句话就在表达一个事实。否则，这句话大概率是在表达一种情绪，可能是在表达一种不满。针对接收到的事实和感受到的情绪，我们就能辨别出上级期待我们采取的行动。还是上述的例子，如果是事实，那上级肯定是想要我们改进工作方法，提高工作效率。

其次，根据结构化倾听，我们听懂了上级的真实意图，那下一步我们就需要让上级知道：我听懂了，并且会很好地去执行。当上级知道我们知道他在说什么时，他就会对我们接收到他的信息感到满意，进而才可能产生沟通下去的欲望。那么，我们如何让上级知道我们听懂了呢？

第一步，确认事实。这就用到了结构化倾听中接收事实这个技巧，我们分辨出对方一段话中的事实后，需要向上级确认事实。对于上面的例子，你的回应可以是"我的报告是不是拖了进度？"

第二步，响应情绪。你可以说："对不起，护士长。因为最后提交，影响了整个进度。"

第三步，明确行动。你可以说："我之后会注意提高速度，每次都在截止日期前提交报告。"

在对方知道我们懂他的话后，就得开始回应了。就像《高效能人士》一书中说的，我们面对自己的人生要有积极主动的习惯，所以我们的回应应当是积极主动的。那么，如何积极回应上级呢？我们可以沿着"确定需求→肯定需求的合理性→告诉对方自己的行动计划→开放性结尾"这条线来展开。我们丰富一下前文的例子。

第一步："××，我统计了一下，你最近的报告总是最慢交的，这样严重影响了我的进度，再这样下去，工作如果出问题，你怎么办？"

第二步：让上级知道你听懂了——"我的报告交得晚，给您

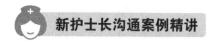

汇总结果也带来很大的麻烦"。

第三步：积极回应。"真是感谢您及时告知我了，接下来我会加快每次出报告的时间。另外，您看我是每出一版报告就先给您，您改后再给我，我们这样快速迭代好，还是我等数据全部整理结束，将报告改到我认为比较好的情况下发给您，好吗？"

有的时候沟通的难题是，我们听懂了，但是又不想给回应，怎么办？我们可以换个时间再沟通："您说的这件事比较复杂，我回去考虑一下。"如果是根本不可能给你长时间考虑的，你可以说："不好意思，我先去下卫生间或者我先接个电话。"这样做的目的是让我们抽离那个被动的环境，再启动沟通时，我们才是发起者。我们还可以换个地点再沟通。刚进入职场时，遇到单位有急事、大事，领导刚在大会上说完我们接下来要如何加班加点处理这件事，你又有急事，两者无法调和时，如果我们立刻颤巍巍举手说："对不起，领导，我可能无法加班。"这就体现出你不会沟通，当场就这样说，领导会非常生气，驳了领导的面子，轻则在心里记你一个不知轻重，重则当场发飙。那遇见这种情况，我们要怎么办呢？我们还是应该换个场合或者改个时间再说，使沟通得更清晰，从而达成目的。

沟通是从认真倾听开始的，当我们学会倾听，其实，沟通就可能成功了一大半。所以，想要听懂弦外之音，就先从认真倾听开始吧！

专家点评

1. 本案例中科护士长用委婉、间接的表达，希望新护士长能及时提交报告。新护士长通过复述和及时反馈，明确科护士长的需求，确保了沟通无误。

2. 中国有句俗语："听话听音"，就是提醒我们沟通中要察言观色。结构化倾听，是沟通的技能之一。掌握该技能，可以提高我们认真倾听的沟通技能。

（徐小郁）

参考文献

[1] 陈建伟 . 沟通的艺术 [M]. 北京：中华工商联合出版社，2017.

案例 33　**怎样汇报工作，才能让领导对你刮目相看？**

情景再现

总值班："昨天晚上，你们科室有个患者的紧急用药没有及时用上，是有这回事情吗？"

新护士长："领导，根据我了解到的情况是这样的。昨天晚上，本来是小 A 值前夜班的，但是小 A 家中有事，找小 B 换了个班。医生给患者的开药时间是 21：05。那个时候帮班小 C 换好衣服下班走了，后来小 C 因忘记东西返回科室时发现物流小车一直在响，无人接收，喊了一下小 B 的名字发现没有回应，于是给小 B 打电话，发现手机铃声在治疗室响起，走进治疗室才发现小 B 蹲坐在地上，手里还拿着刚配好的输液袋，于是叫来医生，考虑小 B 是有低血糖，让小 B 吃了点巧克力就好了。"

总值班："那个药呢？"

新护士长："哦，小 B 晕倒了。小 C 没有回家，换上工作服

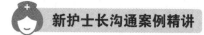

顶替小 B 值班……"

总值班："说重点！"

新护士长："啊？"

总值班："我都要被你急死了。"随即，总值班打断了新护士长事无巨细的汇报。"最后，患者是什么时候用上药的？有没有造成不良后果？"总值班已经很不耐烦了。

新护士长觉得莫名其妙，总值班为什么会发火。

1. 总值班为什么发火？

2. 怎么做到汇报工作简洁明了？

经验分享

或许，你和这名新护士长一样会疑惑领导为什么要发火？其实在这个案例中，领导来了解情况时最想知道的是事情的结果，而不是繁杂的过程。案例中发生的这种情况，与新护士长平时向上汇报时不注意侧重点有关。领导在听取工作汇报时，最烦拖沓的"工作背景"介绍，要注意汇报工作时养成先说结论再阐述过程的习惯。因为领导最关心的是结果。越重要的事，越要先说结果。那让我们试着用结果式的汇报来向该案例中的领导汇报工作。

总值班："昨天晚上，你们科室有个患者的紧急用药没有及时用上，是有这回事情吗？"

新护士长："领导，您好。昨天晚上是有一名患者有个紧急用药，开药时间是 21：05，医嘱提交时间是 21：09，护士拿到药的时间是 21：18，患者用上药的时间是 21：38。该患者用药后症状好转，目前生命体征平稳，无明显不适。"

总值班："从护士拿到药到患者用上药的时间时隔是 20 分钟，时间有点长了吧？"

新护士长："领导，事情是这样的。确实，按照正常的情况，护士拿到药后基本在 5 分钟内就能让患者用上药。昨晚有特殊情况。夜班护士拿到该患者的药后进入治疗室准备时突发不适，随即呼叫医生。经检查，该夜班护士是发生低血糖了，吃了点巧克力才缓过来。今天早上，我也跟这名患者聊了好一会儿，并解释了这个事情，患者表示理解。"

总值班："嗯，那就好，也请代我向该护士表示慰问。值夜班很辛苦，各位同仁要保重身体！"

新护士长："谢谢领导的关心！"

如果你是领导，你会喜欢哪种汇报方式？答案不言而喻。越重要的事，越要先说结果，不要让领导直到最后才知道你要表达什么。只有你才会关心过程和细节，而领导最关心的是结果。领导者需要通过结果来判断事情的性质，了解事情的轻重缓急并思考对策。因此，汇报时要做到"先见林，再见树"，让领导知道事情的整体结局走向，减少无关紧要的背景介绍。然后，他才会有心情去听细节和过程。在工作中，不是所有的努力都会被看到。每到年底总会有各种各样的工作汇报，有的人认为："我每天做好自己的工作就可以了，为什么我老是要汇报工作？汇报工作似乎是一种形式化？"之所以会有这种想法，是因为他们对自己的工作内容没有搞清楚。事实上，汇报工作不是一种形式化，而是一种与上级沟通的渠道和方式。汇报本身就是工作，也是作为管理者的工作职责之一。要学会正确地掌握工作汇报的技巧。

▶▶ 在汇报工作前的注意点

1. 充分知晓上级的领导风格

"知己知彼，百战不殆。"欲与上级进行有效沟通，下级需要对自己和上级有全面的了解与认知。控制型的领导更倾向于直接下命令，重视工作结果而非过程。因此，下级在与其沟通时一定要简明扼要，把握事情的重点，谈论问题宜开门见山、直截了当，但应格外尊重他们的权威。互动型的领导对下级比较亲切友善，愿意聆听下级的诉求和困难，喜欢参与下级的工作，因此，下级可以邀请这种类型的上级参与自己的事务，在与其沟通时不用那么谨小慎微，但话语务必真心诚意、言之有物。实事求是型的领导重视规章制度与标准，理性思考的能力较强，思维比较缜密，偏重事情的逻辑性，注重问题的细节。因此，在向其汇报时宜直奔主题，同时还要注意把握关键性的细节问题，尽可能做到直接与详细。提前想好与领导谈话的目的和核心要点，还需要注意将重要的事情放在最前面说。即需要开篇简明扼要，第一时间开门见山地指出汇报要点，快速引起领导的注意。这样做，一方面便于领导提前知情和预判此次谈话涉及的内容；另一方面可以帮助自己整理思路，否则很容易失去焦点，一件事没说清楚，又马上切入另一个话题。

2. 合适的汇报时机

汇报工作要选择合适的时机。如果情况不是很紧急，不要打断领导正在进行的工作，最好在完成了某项工作或者谈完了其他的工作后再进行汇报。我们并不是说护士长汇报工作就是看领导的好恶行事。领导的工作头绪复杂，主要精力用于思考与全局、大局有关的建设和发展的重大事务。因此，汇报工作的切入点，就是要为领导决策提供参考和依据。适时的汇报，才能引起领导的高度重视，问题才有可能得到很好的解决。当其时，一语千金；背其时，一文不值。

3. 一定要把效率放在第一位

学会简明扼要地汇报工作，就是帮你的领导节省时间、创造效益。简明扼要地汇报不仅仅是一种能力，更是一种心态上的追求。汇报内容是你要汇报什么，简明扼要是你应该怎么汇报。上学时，我们都学过"总分总"——先总结，再分别描述，最后再总结。汇报的结果最重要，但过度追求汇报内容详尽可能使你说起来没完。要学会把你汇报的内容归纳为几点。可以这样对领导说："领导，我向您汇报三件事情，第一件事情是……，第二件事情是……，第三件事情是……"然后观察领导的神情，领导在听哪件事时表现得比较专注，你就着重汇报哪个内容。在沟通中要做到察言观色，每时每刻都要留意领导的非语言信息、表情、动作、语气语调、姿态的变化等，以此推测领导的心理状态。如果感觉到领导的注意力已经转移，就应该适时结束谈话。

综上所述，新护士长汇报工作事先必须做好充分的思想准备，明确汇报的主要目的，善于掌握和运用好汇报技巧，把握好汇报后的情景，适时提出自己对问题的解决方案的建设性意见。唯有如此，才能保证汇报的质量，使你的汇报工作简洁明了。

●━━━━━━━**专家点评**━━━━━━━●

1. 本案例中出现沟通的问题，主要是新护士长没有根据非暴力沟通的四要素，倾听出值班领导的"需要和请求"，更没有直接回答"请求"！

2. 通过案例回放、角色扮演，重新学习沟通的"四要素"，护士可以从本案例学习沟通的技能，改进沟通的效果。

（叶柯芬）

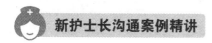

参考文献

[1] 薛婷，姜文彬，马梦迪，等.新任护士长领导力提升的体验式管理培训 [J].护理学杂志，2020，35（16）：1-4.

[2] 姚林希.下属学会和领导"好好说话"的道与方 [J].领导科学，2018（4）：22-24.

[3] 王轲.职场中上行沟通的障碍与技巧 [J].领导科学，2020（19）：54-57.

案例34 如何委婉地跟领导说"不"

情景再现

医务科科长："护士长，你好。我们托管的下级医院要进行等级医院评审。下周，你抽一天时间去指导一下关于院感防控的工作。"

护士长："感谢领导给我这个机会。说实话，首先，我在这方面的工作经验还不是那么丰富，去指导别人的工作有点底气不足，很担心把您安排的事情给搞砸，耽误事不说，还辜负了您对我的信任。其次，时间上也是有冲突的。最近流感暴发，下周一、周二，我需要在科室顶班；周三至周五，我接到院长的通知要去市里参加全国发热门诊的学习班。如果实在需要我去，我去向院长请假。"

医务科科长："那你走不开吗？"

护士长："领导，我确实是资历也欠缺一点，时间上也不允许。或者您看是不是可以安排××老师前往？这位老师从事传染病工作十多年，经验丰富，指导工作更有权威性。您觉得呢？"

医务科科长："我看行，你安排一下这个事情。"

护士长："好的，领导。我先问一下××老师下周的工作安排，等我问好了再对接时间，您看可以吗？"

医务科科长："行，时间定好后通知我！"

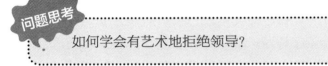

问题思考

如何学会有艺术地拒绝领导？

经验分享

拒绝是一门艺术。我们拒绝的时候要讲究语言艺术，应该体现出个人品德和修养，使别人在你的拒绝中一样能感觉到你是真诚的、善意的、可信的。

职场高手往往有一个沟通方式，我们可以借鉴一下：感谢领导＋说明原因＋替代方案。

1. 感谢领导。对领导交办的工作，首先表达初衷，"感谢领导给我这个机会"是该护士长对领导说的第一句话，表达对领导工作的感谢。随后，可以选择对领导意见中自己认同的某一方面先加以肯定，再提出自己的意见。心理学研究表明：当一个人听到别人说"是"的时候，他的心理状态会更为开放，从而能够在轻松的心理感受中继续接受信息。尽管最终是提出了反对意见，但这样柔和的叙述方式，对方较易接受。

2. 说明原因。当领导给出任务安排而你有困难时，首先不要急于否定，也不要直接答应领导，而是提出来这个安排有哪些难点。比如本案中，领导给该护士长安排工作，不管是时间不允许还是能力不支持，该护士长并没有直接说"我不去"，而是说"很担心把您安排的事情给搞砸，耽误事不说，还辜负了您对我的信任。其次，时间上也是有冲突的"。该护士长巧妙地提出了这个问题，从全局的角度出发，而非局限于个人或科室的立场，让领导来衡量事情的后果，并说服领导接受自己的合理的理由。

3. 替代方案。为了体现自己的诚意，在指出原安排问题的同时，提出备选方案和其他建议，也从根本上解决因为你的拒绝给领导带来的困难。在这种情况下，通常领导都会去考虑下属的建议。你虽然拒绝了领导，却可以针对当前的情况，给出适当的建议。若是能提出有效的建议或替代方案，必能获得领导的谅解。甚至在你的指引下找到更适当的方案，从而事半功倍，领导一样会对你刮目相看。能够有替代、有出路、有帮助的拒绝，可以缓解甚至消除拒绝给领导带来的不快。

每个人都会说"不"，但怎样说"不"，需要费一番思量。如果能够做到不伤害对方，也不使自己为难，才是拒绝的上上策。为此，应该摒弃粗鲁的拒绝方式，采取一些更加委婉的方式。拒绝他人是一种应变的艺术，而"有效且不伤人"又是这门艺术中的最高的境界。这不仅能让对方知难而退，还能让人心情顺畅，实在是一种高明的人生智慧。我们在拒绝领导的时候，要做到态度积极、语气委婉、原因客观、方案可行，领导自然能欣然接受。

专家点评

在实际的工作中，熟练应用"感谢领导＋说明原因＋替代方案"的沟通模式，应对工作中需要说"不"的沟通情境，促进工作关系的良好发展，是我们应该学习掌握的沟通艺术。本案例中的护士长成功应用了这一沟通模式，给我们提供了具体的工作经验。

（叶柯芬）

参考文献

[1] 侯层."能干者"如何应对上司"派私活"[J].领导科学，2020（13）：112-114.

[2] 袁虹.护士长管理技巧在护理管理中的应用研究 [J].中国卫生产业，2018，15（11）：66-67.

[3] 关晓云.巧妙说"不"[J].中小学心理健康教育，2021（9）：36-39.

[4] 柯柯.不懂拒绝，就跟古人学学 [J].课堂内外（高中版），2021（6）：74-75.

[5] 刘望道，刘家俊.下属与上级沟通的"正确姿势"[J].领导科学，2020（1）：108-110.

[6] 姚林希.下属学会和领导"好好说话"的道与方 [J].领导科学，2018（4）：22-24.

[7] 王永川.单位领导与下属相互不理解的根由与化解策略 [J].领导科学，2021（1）：80-82.

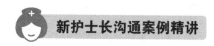

案例 35　护士长的职业形象

情景再现

骨科办公室内，陈护士长正在与科主任谈话。

陈护士长说："主任，团委新发了一则通知，符合条件的科室可以争创青年文明号。我看了一下要求，我们还未达到有些条件。所以，我想，这两年的科室可以朝着这个方向发展。科室里年轻人多，富有朝气，也有想法，现在开始准备。等明年、后年准备好了，我们也去创建青年文明号。您看如何？"

科主任说："护士长，这则通知，我也看到了。你的想法挺好的。创建青年文明号很有意义，不仅可以带动科室的氛围，也能提升我们为患者服务的理念，更能扩大科室的影响力。"

陈护士长："主任，谢谢您的支持！"

科主任微笑着说："陈护士长，我看到了你这一年的工作表现，把科室管理得井井有条，真的挺让我满意的。你脚踏实地、严于律己，每天最早到科室的是你，下班后最后离开的也是你。你总是带着微笑出入病房，经常嘘寒问暖，对待患者真诚、热情。平时经过办公室也能看你找主治医生了解患者的手术经过，刻苦钻研专科知识，利用晨会、科会与护士们讨论患者的病情，研究护理对策，带领护士们申请专利、发表论文。经常能听到护士、医生、患者对你工作的赞赏。"

陈护士长说："主任，多谢您对我工作的肯定。在这个科室，我也感受到了家的温暖，这离不开您的领导。今后，还需要您对我的工作继续支持。"

主任说："一定支持。工作中有遇到困难，跟我讲。创建工作中需要医护共同参与，我也一定支持。相信在我们共同的努力下，争创青年文明号一定可以成功。"

创建青年文明号的消息在科室里一经发布，医护人员积极参与其中，献计献策，建设氛围浓厚。科室里组建了献爱心小分队，利用休假时间参与社区、学校的健康知识普及、送医下乡等活动；还在科室里定期开展健康宣讲，加快术后患者的康复锻炼。经过一年的准备，青年文明号创建成功。

问题思考

1. 该护士长如何得到科主任的肯定？
2. 新时期的护士长应该具备哪些职业形象？

经验分享

现在医院实行科主任负责制。护士长是在科主任领导下工作的，而该护士长之所以能得到科主任的认可，是因为她能主动接受科主任的领导。现在医学进入了快速发展的阶段，医生们学习新技术、开展新项目，骨科医生的其中一项重要的工作就是手术，而在手术后漫长的康复阶段，离不开护士们的悉心照护。医护的协同合作，带动了学科的发展，提高了患者的满意度。科主任看到该护士长在护理管理的过程中，严于律己，刻苦钻研，不仅提升自我修养，也带领科室护士扎实学习理论，抓住专科护理的特点，提高科研水平，鼓励护士们参与专利设计、发表论文，将护理工作中的经验、想法，通过实物得以呈现。

护士长是科室护理人员的核心，也是护士的榜样，有领头羊的模范作用，是其他人学习、参考的标准。该护士长每天早早来到科室，查看患者的病情，出入病房时给患者带去白衣天使的微笑，让患者身心愉悦；护士们看到护士长用何种状态、何种精神去努力工作，也会借鉴、效仿。在护士长的潜移默化的影响下，医患关系和谐发展。科主任正是看到了该护士长自带的正能量发挥了积极的作用，因此，才会对她称赞有加。

▶▶ 新时期的护士长应该具备的职业形象

第一，仪表形象。人们对管理者的第一印象来自仪表，整洁的服饰，庄重的仪表，大方的举止，潇洒的风度，从容的谈吐，是护理管理者的文化修养、生活情趣的显示。护理领导者良好的第一印象是调节人际关系、沟通感情、促进友谊、加强有效沟通的无声语言。它能创造一种自然美，能创造一种严肃高效、温馨祥和、宽松愉快的工作气氛。如果说仪表、服饰是一个领导者给人的第一形象，那么谈吐和举止则是第二印象。护理领导者良好的语言修养、出色的语言表达能力、丰富的学识、扎实的专业理论，并辅以生动明快的节奏感和谈吐，将会带给护士们一种美的享受和熏陶。

第二，人格形象。作为护理管理者，应该具备爱岗敬业、无私奉献的精神。护士长有效的管理，必须服从于护理部的统一计划和要求，既要对护理部负责，维护护理部的组织领导的权威，又要对基层人员负责，调动她们的工作积极性，在工作中对自己必须高标准、严要求，有强烈的工作责任感。严于律己，以身作则，正确对待自己拥有的职位和权力。谦虚谨慎，克己奉公，恪守职责，要求护士做到的，首先必须自己做到。讲原则，讲奉献，讲团结，工作和谐有序，胆识兼备，言行如一，快节奏，高效益。通过自己的行为举止潜移默化地去影响其他的护理人员，使他们在不知不觉中模仿自己的表率行为，以释放最大的管理潜能。

第三，管理形象。护士长不仅要掌握医学、护理学及相关的医学技术知识，还要学习质量管理学、人际关系学、心理学等交叉学科的相关知识。在管理的过程中，其管理品质除与管理者及被管理者对质量理解的认知程度相关外，管理者的管理理念则是直接影响管理品质的重要原因。因此，更新管理观念，以换位思考的方式调整管理者和被管理者之间的关系，既有利于培养群体意识，又有利于增强科室护士的凝聚力。该护士长经常和科主任沟通，征求对护理工作的意见和建议，使医疗工作和护理工作相互配合。对于护士之间、医护之间、护患之间出现的一些矛盾，要及时发现，做好疏导和化解工作。一方面，强化护士长自身的表率作用，以正确的思想作风和工作方法影响护士；另一方面，又要培养护士良好的素质，教育护士树立良好的工作责任感和严谨的工作态度。

第四，职业形象。新时期的护理管理者，还应承担学科建设和发展职能，包括科内护理人员的继续教育和学分考核，业务学习和技能训练，新业务、新技术的引进，护理科研的开展，以及疑难问题的解决等。护理管理者需要在科内营造浓厚的学习氛围，善于发现护理人员的创造性和进取心，培养创新思维。该护士长做到心中有数，做到统筹计划、合理安排，经过一年的准备，科室最终成功创建青年文明号。

作为和人类健康息息相关的护理从业者，不但要有真善的心灵，还必须具备美好的职业形象。护理管理者的职业形象和特殊的管理意义是不容忽视的。现代护理管理者需要用形象美去影响和感染护士及患者，以取得科学管理的最大效能。

专家点评

护士长积极向科主任建言，提出参与争创青年文明号的工作设想，得到科主任的肯定，体现了护士长积极主动的工作态度和对科室发展负责的主人翁意识。

（郁舒容）

参考文献

[1] 黄石群.不同群体心目中的护士长职业形象[J].中外健康文摘，2009，6（26）：155-155.

[2] 赵东娥，朱贤春.浅议护理管理者形象对护理管理的影响[C].2005全国急危重病护理学术交流会论文集，2005：65-66.

案例36 诚恳地表达自己的想法

情景再现

张某刚被任命为某医院外科病房的护士长。她专业能力强，工作勤奋，但作为新护士长，还是面临着许多的挑战，包括与上级领导建立良好的沟通关系。工作开展3个月后，她希望与领导进行一次开诚布公的交流，以获得更好的建议与支持。

一天上午，张护士长得知护理部主任将来病房进行业务查房，她决定抓住这个机会与护理部主任进行沟通。在护理部主任到达之前，张护士长准备了详细的工作报告，包括病房的运行状况、护理团队的表现、存在的问题。护理部主任到来后，张护士长热情地接待她。

张护士长："主任，您好。欢迎您百忙之中抽出时间来我们病房进行业务查房。"（并介绍了病区的运行情况）

护理部主任（微笑着）："看起来病区运作得不错。张护士长，作为新护士长，你的表现一直很出色。但我知道你也面临一些挑战，你在这个新的科室还适应吗？有什么想法或困难吗？"

张护士长（点头致意）："谢谢您，主任。确实，我在尝试平衡管理职责和护理工作之间的关系时遇到了一些难题。我发现自己有时候难以处理突发事件，同时还要确保团队的士气和效率。"

护理部主任（认真地）："这是一个常见的问题。你有什么具体的例子吗？"

张护士长："例如，最近，我们部门突然增加了许多患者，需要加班调配人手。我发现自己在紧急情况下很难迅速做出最有效的决策，这让我感到很有压力。"

护理部主任（认同）："作为管理者，你需要培养在压力下快速决策的能力。你有什么想法或计划来改善这种情况吗？"

张护士长："我认为，如果我能有更多的机会接受管理培训，特别是关于危机管理和领导力的课程，可能会有所帮助。此外，我也希望能从经验丰富的同事那里学习，如果可能的话，我愿意寻求他们的指导。"

护理部主任（鼓励）："这是个很好的开始。我们可以为你提供这些资源。你可以参加我们为中层管理人员设计的培训课程，并且我会安排你和其他有经验的护士长进行交流学习。"

张护士长（感激）："非常感谢您的支持和理解。有了这些资源和支持，我相信我可以更好地应对工作中的挑战。"

护理部主任（满意）："很好，张护士长。面对困难并寻求解决方法是成长的重要一步。我期待看到你如何克服这些挑战，并带领你的团队达到新的高度。"

张护士长（自信）："我会努力的，主任。谢谢您的鼓励和指导。"

谈话结束，张护士长感到更加有信心面对自己的困难，并准备积极地寻找解决方案。

问题思考

1. 这位新护士长是如何做好诚恳表达自己的想法呢？
2. 与领导的沟通中，诚恳表达的艺术与策略有哪些？

经验分享

1. 准备充分。在与领导沟通之前，新护士长做了充分的准备工作。准备了详细的工作报告，包括病房的运行状况、护理团队的表现、存在的问题。这不仅展示了她的专业性，也为沟通提供了有力的支持。充分的准备有助于增强可信度，并能够在讨论中提供具体的例子和建议。

2. 诚实直面问题。张护士长没有回避自己碰到的问题，而是选择了坦诚地向护理部主任汇报。这种诚实的态度有助于建立信任，并且让领导意识到问题的严重性，从而更加重视和支持解决这些问题的方案。

3. 提出建设性的建议。在指出问题的同时，张护士长提出了具体的改进措施和计划。她不仅关注问题，更注重解决方案，这显示了她的前瞻性思维和解决问题的能力，为领导提供可行的建议可以增加提案被采纳的可能性。

4. 清晰和具体。在描述问题和提出建议时，要尽量清晰具体，避免模糊笼统。在该案例中，张护士长将自己碰到的实例进行呈现，并提出具体详细的解决方案，使得她能够就具体问题提供专业的意见，这对于赢得领导的尊重和支持至关重要。

5. 建立长期的关系。有效的沟通不仅仅是解决问题，更是建立和维护与领导良好关系的基础。张护士长通过这次诚恳的对话，赢得了护理部主任的信任与支持，为未来的合作奠定了坚实的基础。

这个案例展示了新护士长通过诚恳的表达和专业的态度，与领导建立了有效的沟通，共同推动护理工作的进步。

那么，与领导沟通中诚恳表达的艺术与策略有哪些呢？

古人云："大象无形，大音希声。"其实，很多东西回归到本质，都是非常简单质朴的。跟领导沟通，亦是如此。真正最有效的沟通方法，没什么花里胡哨的，只是诚恳地表达自己。

▶▶ 那我们该怎么做呢？可以试试下面的方法。

1. 保持适当的距离。与领导沟通时，适当地保持距离，抬起头，目光正视对方，让对方感到你的自信与诚恳。

2. 自然的举止。大方得体，从容不迫的举止，能体现你心底的坦荡和无私，让别人更相信你。

3. 真诚的微笑。微笑如阳光，能让对方感到温暖和舒适。微笑是表达真诚的桥梁，能将你的善意与诚恳传达给对方。

4. 调整心态。上下级间的沟通交流是工作的必要形式之一，理应以平常心对待，切勿担心犯错而不说话。与上级之间进行理性、公平的对话是保障彼此正确交流的前提。

5. 明确目的。有困难时要如实反馈。只有完全围绕工作本身开诚布公，才能让上级全面了解实情。上级既不会因为下属说了实话而心存抱怨，下级也无须担忧"不漂亮"的表象会影响领导对自我的判断。另外，在上下级的交流中，下级应该明确彼此互动沟通的目的不是展示自我，而是寻求更成熟的方案策略，以保障组织发展的高效顺畅。

6. 敢于坦诚自己的缺点。要知道人无完人，一味隐藏自己的缺陷反而可能让人怀疑此人不够诚恳，而适当暴露自己的缺点，会让人觉得你更真实、更可信。

总之，诚恳的表达是人与人交流的基础，唯有诚恳才能让你获得别人的真心与尊重。

专家点评

该案例中，新护士长对于与上级沟通的经验进行了分享，展示了与上级沟通时诚恳表达的艺术与策略，获得了上级的工作支持和认可。她不仅从亲身经历中提炼出了具体的沟通技巧，如准备充分、诚实直面问题、提出建设性的建议等，还进一步延伸了诚恳表达在沟通中的重要性，如保持适当的距离、自然的举止、真诚的微笑等，具有一定的实用性和启发性。此外，该案例对诚恳表达的价值给予了高度评价，认为它是人与人交流的基础，唯有诚恳才能获得别人的真心与尊重。这种价值观有助于我们在日常生活中更加注重诚恳表达，从而建立起更加和谐的人际关系。

（张威芳）

参考文献

[1] 刘望道，刘家俊．下属与上级沟通的"正确姿势"[J]．领导科学，2020（1）：108-110．

[2] 陈红．"弱势沟通"的新路径：基层干部与上级沟通的把握艺术 [J]．领导科学，2019（3）：112-114．

[3] 姚林希．下属学会和领导"好好说话"的道与方 [J]．领导科学，2018（4）：22-24．

案例 37 如何恰当地向领导寻求帮助？

情景再现

护理部要求新护士长汇报科室压力性损伤发生的总数及预防措施，但是因前任的护士长临时外调而没有做好交接工作，新护士长想从护理部查询科室近年的年终工作汇报总结。

当时，护理部主任正在和副主任讨论相关事宜。新护士长打断她们的谈话，然后进行自己事情的叙述。

新护士长："主任，前任的护士长走前没跟我交接工作，我都不知道之前那些资料在哪儿！"

护理部主任："她走之前，为什么你俩不做好交接工作？"

新护士长："她走得比较急，我也联系她了，她现在在外地，也没法马上给我找到需要的资料。"

护理部主任："你还有其他的办法吗？"

新护士长："我过来想问问您这儿有没有资料？"

护理部主任："我这里资料一大堆，怎么找？"

新护士长："护理部之前是不是有护士长年终上报的工作总结？我想看看，估计有我需要的资料。"

问题思考

1. 当面临工作上的困难时，如何恰当地向领导寻求帮助？

2. 和上级沟通，我们应该采取什么样的态度和方式？

人际沟通是一门学问，新护士长来到一个新的工作环境，不仅要和同事沟通，也要会和领导沟通。作为下属，如果能够和领导进行有效地沟通，有助于建立良好的上下级关系。这对以后的新工作的开展，有很重要的意义。

▶▶ **我们请求领导的帮助，以什么样的方式提出请求容易得到积极的回应呢？**

1. 提出具体的请求。明确提出需要的支持和帮助是什么。带着具体的问题去找领导，而不是把事儿一股脑全丢给领导。一开始，新护士长对护理部主任说前任的护士长走前没跟她交接工作，不知道之前那些资料都在哪儿。领导会觉得是在给新护士长善后。但如果你能定义出具体的问题，明确需要的支持，还能让领导看到你定义问题的能力。

2. 明确谈话的目的。我们有时候不是直接提出请求。比如说，在房间里看电视的孩子叫道："妈，我口渴了。"在这种情况下，很明显，她是希望妈妈给他倒杯水。然而，在另一些时候，我们也许只是表达了我们的不愉快的情绪，却误以为别人知道我们想要什么。新护士长是想从护理部查询科室近年的年终工作汇报总结。但主任可能会以为她只是在指责前任的护士长工作交接不清晰。如果一开始明确谈话目的，定义出具体的问题："我想从护理部查询科室今年的年终工作汇报总结"——明确需要的支持，这样可以让谈话更简洁清晰，便于操作。

3. 必要时说明解释。新护士长在来之前已经联系了前任的护士长，但是人在外地而没法马上给她找到需要的资料。新护士长展现了自己的工作思路，还能帮领导排除错误的选项。帮领导想出一个能帮你的方案，降低领导帮你的难度，清理障碍。针对该案例，可进行换位思考，该新护士长应该先寻求前任的护士长的帮助。查看不良事件上报系统，向主管的科护士长寻求解决办法。在向护理部主任提出请求之前，先站在领导的角度，思考什么样的说话方式才更容易被接受。如果自己处在领导的位置，是否会接受这样的请求。如果自己的理由不足以说服自己，就要思考周全后再向领导提出。否则，不但解决不了，还会破坏领导对自己的印象。

▶▶ 和上级沟通，我们应该采取什么样的态度和方式？以下有四个原则。

1. 坦诚相待，主动沟通。这是很重要的一点，就是要让领导感受到你的坦诚。对于工作中的事情，不要对领导保密或者隐瞒，要以开放而坦率的态度和领导交往。这样，领导才会觉得你可以信赖，他才能用一种真心交流的态度和你相处。以理服人，不是说服领导的最好原则，因为人是充满强烈的情感色彩的动物，生活中情大于理的情况比比皆是，在感情和道理之间，人往往侧重于感情，领导者也不例外。

2. 了解个性，用心沟通。下属只有了解领导的个性心理，才方便沟通。每个领导都有自己的性格爱好、作风和习惯，对领导有清楚的了解，这并不是要庸俗地迎合领导，而是为了运用心理学的规律和领导更好地进行沟通，处理上下级的关系，做好工作。

3. 注意场合，选择时机。领导者的心情如何，在很大的程度上影响到你沟通的成败。在领导与人交谈、进行工作时，应该等待对方谈话结束，再阐述自己的工作及问题。和其他场合说话一样，向领导提出请求也要把握一定的时机。在领导心情较为愉悦或工作稍微空闲的时候提出，往往比贸然提出请求成功的概率要大。

4. 尊重领导，委婉交谈。对领导尊敬，在与领导交谈时，要特别注意表达方式。语气要委婉、含蓄，先用一些领导喜欢的语言做铺垫，不能直来直去、单刀直入；也不可要求领导马上答应，给领导留有一定的思考余地，也给自己留余地。成则成，不成则再寻机会。

专家点评

1. 工作中遇到困难，请求上级领导的支持和帮助，是团队精神的具体体现，是管理的职责所在。

2. 本案例的新护士长在与护理部主任沟通时，没有直接表达请求，而是提出自己的困难，且有"找借口"推脱自己的责任之嫌。这样的沟通方式值得反思改进。

（袁　园）

参考文献

[1] 吴欣娟，王艳梅. 护理管理学 [M]. 北京：人民卫生出版社，2022：13-15.

[2] 夏信华. 护士长运用人性化理论实施护理管理的体会 [J]. 临床医药文献电子杂志，2019，6（63）：190-191.

[3] 罗永梅，邓述华，许蕊凤，等. 新任护士长核心能力自评及培训需求研究 [J]. 护理管理杂志，2017，17（5）：353-355.

[4] 张锦玉，陈桂芬. 基层医院新任护士长管理能力的培养 [J]. 护理实践与研究，2016，13（4）：107-108.

[5] 刘玲玲，龚洪玲. 浅谈年轻护士长任职后的压力与应对 [J]. 中国民康医学，2014，26（1）：97-99.

[6] 杨国庆. 试论护士长的沟通技巧 [J]. 中外医学研究，2011，9（18）：99-100.

案例38 **如何说服科主任?**

● **情景再现**

为了呼吁广大市民爱惜健康、预防肥胖，我院减重代谢外科中心启动了 2021 年胖友万步走活动。减重代谢外科主任决定让新护士长负责该活动，组织所有的医护人员参加。

主任："护士长，这是我们第一次组织万步走活动，人数众多，肯定会发生很多的突发情况，我们医护人员一定要保证到位到岗，做好各种协调工作。"

新护士长："主任，这次的活动很重要，我们护理人员会全力支持科室活动。我了解到当天有 3 位医生要去开党会，护士也需要顶岗科里日常运转的工作，时间确实不允许，所以当天可能会有个别人员需要请假。"

主任："那人手不够也不行，怎么解决?"

新护士长："允许的话，让他们提前调整好时间，以我们万步走活动为先。不能参加的人员，我们找其他人代替。主任，您看这样可以吗?"

主任："好的，具体的细节，你自己把控。另外，对于这次大型活动，我已经请示了院领导同意派车接送大家，你通知大家统一包车走。"

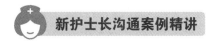

新护士长："主任，有 2 位护士、3 位医生已私下和我联系，他们自驾前往。"

主任："为什么不能克服困难一同坐车前往？所有人不统一跟着医院的包车走，没有组织纪律，而且如果出现安全事故、迟到等问题，又该如何解决？"

新护士长："主任，我非常赞同您的想法，我私下跟大家强调了集体活动的重要性，大家都同意包车走。但是当天有 10 台手术，3 位医生的手术时间不确定，难以统一时间。2 位护士是要值夜班的，考虑到加班问题，我已经联系好李医生，他的驾龄长，做事稳重，让他开车带大家前往。主任，您看这样可以吗？"

主任："护士长，你考虑得很周到。"

新护士长："谢谢主任。感谢您对我的信任和帮助，今后我会全力支持您的工作。"

问题思考

1. 如何说服科主任采取这套方案，但是又能参考到他的意见？

2. 在说服领导的过程中，还应该注意什么？

经验分享

说服领导并不是一件容易的事情，在你完成了自己的表述之后，需要给领导留有充足的时间考虑。有些时候说服领导并不是一蹴而就的，而是需要一个循序渐进的过程。该护士长在与主任沟通的过程中需要注意以下几点。

1. 明确初衷。说服领导，不是为了证明自己，而是为了更好地达成目标。该护士长首先向主任展示减重代谢外科中心医护人员的精神风貌，强调减重团队的凝聚力，护理人员会全力支持科室的重要活动，表达自己认可的部分，直接肯定领导的想法。接着，以提建议的方式提出自己的想法。该护士长沟通语言中用"我们"作为主语，淡化个人角色。让领导感知到你是在与他商量探讨，而不是在挑战权威，从而接受你的想法。

2. 充分准备。针对本案例而言，新护士长在沟通之前做好充分准备，提供充分的决策依据，并提炼出决策要点，使决策者能够在短时间内对你的想法有全面深入地了解，并做出判断，比如需要表达"护士存在顶班而无法一同出发、医生有急诊患者需要处理而要延后出发"等依据。

3. 尊重领导。在说服领导的过程中，该护士长始终以讨论的方式说服领导，并不一定要直接地提出异议。同时，在沟通的过程中与领导探讨，循循善诱地表达自己的想法的方式，这会使领导更易接受。

4. 制造选择。说服领导的沟通中，该护士长沟通语言中时刻运用"主任，您看这样可以吗？"为领导提供决策选择。正确的表达方式、始终站在领导的角度思考问题、尊重领导的意见是这次沟通成功的关键。

5. 掌握尺度。说服领导的过程中，该护士长表达简洁清晰，既要让领导了解全面的情况，又要让领导能够清晰地挑出重点，看到亮点。同时，给予领导充足的思考和决策时间，时刻表达对领导的理解和支持。不断丰富和完善自己的观点与论据，让领导能够全面深入地了解你的想法。该护士长并没有在初次沟通被否定后，认为领导不认可，便止步于此。说服领导其实是一个促成决策的过程。领导者决策是指为了解决重大的现实问题，通过采用科学的决策方法和技术，从若干个有价值的方案中选择一个最佳方案，并在实施中加以完善和修正，以实现领导目标的过程。

因此，想要说服领导，促使领导完成领导者决策，最科学有效的方法是从领导者决策要素着手。

▶▶ 在说服领导的过程中，还应该注意什么？

1. 与领导建立良好的信赖关系。心与心之间的交流是十分复杂而微妙的。通常，面对一个自己亲近、信赖的人，人们就容易打消顾虑，消除戒心，对其言行也易于接纳。这种情感因素的影响对领导者来说也是难免的。因此，下级平时就应该努力从心理上亲近领导者，拉近与领导者的心理距离，加强沟通，与领导者建立一种相互信赖的关系。一个与领导者关系生疏甚至很僵的下属，其说服领导的效率无疑是很低的。但下级要努力与领导建立相互信赖的人际关系，并不意味着要刻意去卑躬屈膝、阿谀奉承，而是要努力在工作中表现出自己的工作能力，强化自己的人格魅力，展示自己的发展潜力。

2. 换位思考。立场不同，每个人看问题的角度也就不同。想要说服领导的时候，一定要学会换位思考，从领导的角度去理解领导的决策。换位思考也有助于彼此直面冲突，增进直面冲突的意向。当换位思考时，员工能够理解领导的需求以及顾虑等，这时领导者能够识别员工谏言行为背后潜藏的动机。因下级换位思考时站在领导的角度，所以领导容易将下级的想法归因于亲社会动机，更倾向于对说服内容表示支持和认可。当领导对下级的说服内容归因于积极动机时，更容易接受下级的意见。

3. 沟通技巧。很多人常认为，在沟通中要就事论事，只要条理清晰，有理有据，领导便会接受自己的想法。可是，常有一些非理性的因素会影响沟通的效果，让沟通结果产生质的不同。任何领导都存在非理性行为，所以，在沟通时，一定要考虑非理性因素。说服领导并不是一件容易的事情，在完成自己的表述之后，需要给领导留有充足的时间考虑。有时候，说服领导并不是一蹴而就的，而是一个循序渐进的过程。在这个过程中，不断丰富和完善自己的观点与论据，让领导能够全面深入地了解你的想法。但在职场中，往往有很多人，在初次沟通被否定后，认为领导不认可，便止步于此。

4. 表达谢意。在和领导沟通中，领导同意了你的想法，也就是说服成功后，应当适时表达对领导的谢意："感谢您对我的信任和帮助，我会全力以赴做好工作。"在接下来的工作中，用自己的实际行动获得领导的肯定。

沟通，是解决新护士长与主任之间问题的关键。护士长与主任之间是不应该存在矛盾的，即使工作上有问题，也应该就事论事，心平气和地解决。在这个文明的年代，无论是科主任，还是新护士长，都应该提升自己的素养，不断提高沟通的能力、说话技巧等，做到"有话好好说，有事慢慢说"。

专家点评

根据非暴力沟通的四要素，倾听清楚科主任的需要和请求后，护士长给予积极回应，提出替代解决方案，并与科主任达成沟通的目的，化解了科主任的担忧（感受）。我们可以从本案例中认真学习非暴力沟通的技能。

（袁　园）

参考文献

[1] BURRIS E R.The risks and rewards of speaking up : managerial responses to employee voice[J]. Academy of Management Journal, 2012, 55（4）: 851-875.

[2] 张志学，魏昕.组织中的冲突回避：弊端、缘由与解决方案[J].南京大学学报（哲学·人文科学·社会科学版），2011，48

（6）：121-129，157.

[3] 陈芳丽，未蕾蕾，郑文智.领导是如何纳谏的：领导动机归因与主管—下属关系的影响 [J].企业经济，2016，36（1）：107-111.

[4] WHITING S W, MAYNES T D, PODSAKOFF N P，et al. Effects of message，source，and context on evaluations of employee voice behavior[J]. Journal of Applied Psychology, 2012, 97（1）：159-182.

[5] CHEN H Z.Asociopolitical perspective tounderstand when and why supervisorsend or seandimplement employee ssuggested changes [D]. Morganown：West Virginia University，2019.

[6] 韩翼，肖素芳.领导为什么拒谏：基于动机社会认知视角的阐释 [J].外国经济与管理，2020，42（8）：68-80.

案例 39　对上级领导的工作安排有疑问，该怎么做？

情景再现

手术室在周末不开展择期手术，只开展急诊手术，通常在周末就安排几个值班人员上班。

护理部主任："护士长，医院决定从下星期开始，在周末开展择期手术了。"

护士长："主任，医院突然做出这样的调整，是有什么特殊情况吗？"

护理部主任："最近的病患数量增加，手术量急剧上升，外科医生们希望手术室能高效运作起来，所以提出这个申请，要求周末也能安排择期手术，这也是出于对病患负责、缩短住院周期的考虑。"

护士长："医者仁心，都是为了更有利于病患！但是，这个决策从下周就要立马执行，我们科人员紧张，日常加班也比较多。仅剩周末来调整状态，恢复精力。现在突然在周末也要开展择期手术，大家可能都会有意见！"

护理部主任："大家一起克服下！"

护士长："这样的话，能不能增派一些护理人员给我们？"

护理部主任："手术室护理人员的专科性比较强，增派的人员也不能马上上手，而且病房人手也紧张，恐怕一下子抽调不出来。"

护士长："那么，这是临时调整一段时间，还是长期执行呢？"

护理部主任："会持续比较长的一段时间，希望你们能坚持下。"

护士长："好吧，主任，了解了！为完成这项任务，对于科室内部的困难，我们争取克服。对于科室人员，我会逐一进行思想沟通，让大家理解医院的决策。尽量调动科室人员的积极性，合理排班，让周末的择期手术顺利进行。但是，这是长期执行的决策，还请主任考虑一下，既然其他科室无法抽调人员，那么在新员工入职时请适当地安排几名护理人员给我们作为补充。我们会慢慢培养人员，为持久攻坚战做好储备力量。"

护理部主任："对于你的合理请求，我会向医院提出，有消息再告诉你。"

护士长："好的，谢谢领导！开展过程中有任何的问题，我会及时向您汇报！"

1. 对上级领导的工作安排有疑问时，我们首先应该怎么做？
2. 如何与上级有效沟通，进行向上管理？

经验分享

对上级领导的工作安排有疑问时，首先要冷静，不能带着负面情绪去思考问题，要直面问题的本身。案例中，护士长没有马上对上级领导的任务提出异议，而是考虑了上级领导这样安排的用意——为什么要有这样的改变。然后，想着该怎么去执行，并适当地提出了自己的困难。但面对主任的回绝后，也没有穷追不舍，而是想着如何去克服困难、解决问题并提出合理的诉求。在相互的沟通中，了解情况，懂得领导的需求，同时也让领导明白她的困难，以便寻求领导的力量，得到更多的支持。

与上级进行有效沟通，有五点要注意。

第一点：理解与支持。该护士长首先了解到周末开展择期手术是医院决定的。能正确理解和掌握领导提出的任务要求的意图，换位思考，了解他的困难与压力，支持领导的工作，成为他值得信赖的人和能够解决问题的人。摆脱传统的"管理与被管理"的关系，与领导建立诚实可靠的配合、协作和依赖关系。

第二点：有效执行命令。该护士长表态"对于科室人员，我会逐一进行思想沟通，让大家理解医院的决策。尽量调动科室人员的积极性，合理排班，让周末的择期手术顺利进行"。护士长积极响应领导号召，开展行动，通过自己的行动让上级看到执行命令的态度。有强烈的责任意识和进取精神，克服困难，把事情做好，做正确的事，正确地做事。通过自我管理实现向上管理。

第三点：积极向领导做工作汇报。汇报是护士长日常工作的一部分，也是与领导主动沟通的方式之一。及时向领导汇报工作，可以确保进展在计划之内，防止在错误的道路上越走越远。遇到困难时，及时请示领导，做好积极的准备，将风险降至最低。积极进行双向沟通，定期主动汇报工作，让你的上级知道你的工作进展，要让领导知道事情的成本及难度，通过沟通诉求得到更多的支持。

第四点：解决问题。针对上级希望"解决问题"的需求时，在思想上能理解上级的难处，在行动上要勇挑重担。遇到困难不要紧，敢于提出想法，准确提出"新员工入职时请适当地安排几名护理人员给我们作为补充，为持久攻坚战做好储备力量"等。带着解决方案和领导进行沟通，要积极坦诚地提出自己的意见和建议。通过积极解决问题、达成目标，展现自己的价值，向上争取和调用资源，为自己赢得职场的优势。

第五点：提供信息。在与领导沟通的工作中，信息传达要简洁有用，把重要的信息归类整理起来，让领导把注意力集中在最有用和最重要的内容上，节约领导的时间，积极有效地和领导沟通。通过正确、高效地汇报，展示自己的能力，赢得上级的赞赏。

专家点评

1. 面对上级突然增加工作任务的要求，护士长通过与护理部主任深入沟通，了解了医院决策的深层次原因，统一认识。

2. 护士长面对新增加的工作任务，首先，表态坚决执行上级领导新增派的任务；然后，提出解决困难的建议。在第一个建议被否定后，又提出长远的建议，表达了积极主动工作的精神，获

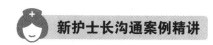

得上级领导的信任与支持。这个沟通实例给予我们实践学习的经验。

（费晓青）

参考文献

[1] 李海峰.中基层干部与上下级共事之道 [J].领导科学，2020（3）：5-7.

[2] 薛敏霞.对护士长进行情境领导理论培训在提高其护理管理能力方面的效果探究 [J].当代医药论丛，2019，17（3）：275-277.

[3] 蔡磊.如何向领导提建议 [J].秘书之友，2019（6）：13-14.

第4章
新护士长与其他部门的沟通

案例 40　就事论事

　　周末，某病区董护士在全院钉钉群内找检验科人员，表达自己昨晚没有收到危重患者的检验结果的想法。该事件在全院引起了讨论，最终经过事件调查，检验科当班人员受到了处分。由此，院内人员议论纷纷，大家对该事件表达了不同的看法，有支持声，有谴责声……董护士承受了巨大的心理压力，多次找护士长进行交谈。

　　董护士："护士长，我觉得自己没有做错，但大家都在指责我，我非常难受。"

　　护士长："对于这件事情，你没有做错，我已经向大家解释说明了。"

　　董护士："护士长，患者的化验结果第二天没有出来，检验科人员又推托当班人员联系不上，我才直接在院内大群里面找对方的！"

　　护士长："小董，你工作非常认真负责，时刻关注患者的病情变化。"

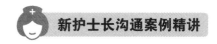

董护士:"谢谢护士长。"

护士长:"小董,我要谢谢你。你帮大家发现了一个重要的且急需解决的隐患。我已经和检验科协商,大家对存在的问题进行分析,要求尽快完善流程。"

董护士:"护士长,事后想想我是不是不应该在大群里面直接找检验科人员?"

护士长:"小董,这件事刚好发生在周末,我又不在,你联系检验科人员后没能解决问题。你下次是不是可以先跟我说?让我们一起来解决问题,这样会不会更合适?"

董护士:"护士长,您说得对,下次我知道了。"

问题思考

1. 发生此次事件,我们应该如何与检验科人员、护士之间进行沟通?

2. 就事论事后,就结束了吗?

经验分享

由于事件发生在周末及夜间,往往是领导不在的时候。首先,在发生了超出自己能力范围的事情后,护士积极地处理问题,这是非常值得肯定的,不能一出现问题就直接找护士长,要学会怎么解决问题。当在解决问题出现阻碍的时候,首先要及时汇报自己的上级领导,而不是直接越级发牢骚或者反映问题。在工作中,与其他同事或部门产生种种冲突和意见是很常见的事。工作中的共同利益,彼此间如何合作,事情成功与否,都与双方有关。领导者在事情未调查清楚之前不可埋怨、指责其他部门,可以心平气和地解释一下事情的经过,让对方明白你不是来兴师问罪的，是来解决问题、改善问题的。要等其他部门也进行事情调查后，然后相互探讨存在问题的原因是什么，以此来完善流程，更好地完成工作。在与当班护士及团队其他人进行沟通时，应针对事件来进行点评，客观真实地表述，并且可以让大家一起思考，然后分享如果自己遇到这样的事情，会有怎样的处理方式，是否有更好的流程。通过换位思考，可以避免妄加议论，并且通过事件挖掘大家的潜力。

▶ 领导者在处理事情时的原则

1. 就事论事，就是调解行为仅限于事件范围之内，不可过多地掺杂个人因素或其他因素，导致调解行为有失公允。具体而言，一是要坚持范围限定。范围限定主要是指领导者在调解和处理内部利益纠纷时，应当始终坚持将纠纷事件本身作为行为取舍和措施实行的主要范围，不可过多地牵扯范围之外的人、事和物，以保证调解的公正性。二是要坚持后果推定。后果推定是指领导者在调解利益纠纷的过程中，需要采取措施对行为人或主体进行惩戒时，应当严格依据纠纷后果或损失程度给予相应的惩戒和处罚，切忌罔顾事实而搞差异化对待。三是要保持客观理性。领导者在处理利益纠纷时，应当尽可能地抛却个人主观因素的影响，站在纠纷事件本身的立场上，以客观公正的态度和有理有据的理性分析来促进纠纷化解。

2. 坚守规则。单位规章制度和机制建立的初衷，在于为规范单位管理行为和员工行为提供基本的参考标准，以最大限度地提高和保障单位管理的公正性与公平性。因此，领导者应当将坚守规则。

3. 实事求是。实事求是为避免偏颇、维护公正的最佳手段，也是领导者赢得人心和树立公正形象的必由之路。一是要客观调查。领导者在处理事件时，不可单纯地将事件双方带有倾向性和片面性的言辞作为评判依据，而是应当针对事件问题进行客观的调查和取证，进而得出客观理性的结果，以提高事件处理的公正性。二是要确保证据翔实。领导者处理事件时，不仅要坚持客观调查，还应当保障作为评判标准的证据的真实性和细致性。只有始终坚持将客观事实和全面细致的调查结果作为评判依据，才能够保障领导者在事件处理的过程中的公平性。

在遇到问题时要遵循就事论事的原则，不得牵扯过往的错误及个人的情感。处理完事件后是否就到此为止了呢？作为一名团队的领导者，要想求得团队的发展，不可只是简单地就事论事：一味地向下看——看事，向后看——看过去。看事，却不见规划与推进，不见目标；看过去，常谈过去的处事方法，用过去判断不断发展的未来，沉浸在过往的经验中，只着眼于一时一事，缺乏战略意识，没有全局观念和长远目标，就会丧失进取的机会。

对于就事论事的突破，一方面，每件事情的存在，都有其存在的意义和价值，团队要统观全局，汲取积极因素，为我所用，做到整体利益最大化；另一方面，局部的事情都是为实现总目标进行的，事情之间息息相关。因此，不能只见树木，不见森林。作为领导者，可以向下级谈一些事情带来的深层意义，养成"把事情当案例看"的习惯。重视事情的本质性价值和意义性价值，识别事物的要点，提炼关键，去粗存精，沉淀与丰富自己。同时，我们要培养逆向思维、前瞻性思维的能力。故而，从团队发展的角度，作为领导者仅"就事论事"就会显得小气和贫乏，易受局限。我们不能一叶障目，而要拥有一叶知秋的悟性，把经历转化成经验。突破就事论事，我们就会有知木见林的意识和气势，能够把握事情的关键点和方向性，启发团队的动力，挖掘员工的潜力，发挥团队的凝聚力。

专家点评

1. 本案例对启发护士如何跨部门沟通极具价值和实践意义，是开展护理沟通与团队管理培训的好素材。

2. 本案例中护士长首先肯定董护士急患者所急，以患者为中心的工作态度。护士长本着实事求是、就事论事的原则，坚定地支持护士敢于发现并提出医院检验科的问题，并勇于为护士的行为进行辩护，是一种勇于担当责任、维护公平公正的精神。在肯定和支持护士的基础上，护士长理解员工，与员工共情及给予道义支持后，在护士探索跨部门沟通的时机时，提出可以改进的沟通方式，这是沟通技巧的巧妙应用。最终，护士长与护士达成持续改进的后续行动。通过一次医院群内舆情的有效处置，总结了经验，提出了改进跨部门沟通的流程和措施。这是一次成功的管理案例。

（林　李）

参考文献

[1] 方晓强，李慧.领导者调解下级利益纠纷中防避"拉偏架"的要则 [J].领导科学，2020，11：67-71.

[2] 罗志伟.企业财务管理人员跨部门沟通的困境及对策探讨 [J].财务管理，2021，11：157-159.

[3] 孔庆奇.团队动力，需要突破"就事论事" [J].管理观察，2011，6：56.

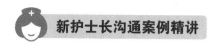

案例 41　心情因理解而平静，工作因尽力而顺遂

情景再现

某日，李护士义愤填膺地来到护士长面前："护士长，我们去 8 号楼转科回来，楼下门诊入口的保安不让我们直接进来，非让我们大夏天顶着 40℃高温推床去急诊科室绕过来。这么热的天，床又这么重，上斜坡时，我们两个女的推不动，不认识的家属还主动来帮我们推床。本院员工还要为难自己人！"说着，李护士就委屈得哭了起来。

护士长："不哭了，我们去休息室坐坐，有什么委屈慢慢说。"护士长赶紧安抚李护士，拉着李护士先去休息室降暑，听着她哽咽着抱怨医院保安的不合理行为，护士长的心里也五味杂陈。"小李，你说的，我都知道了。今天这么热，还绕着住院楼露天转运患者，辛苦了！相似的情况，科里别的同事也有遇到过，之前我也跟保卫科的同事有过沟通，了解了一些他们的情况，你想听听吗？"

李护士："之前我也听说护工王阿姨为了这还跟保安吵过。"

护士长："是的，新冠疫情暴发以来，医院的出入限制越来越严格。楼下的保安的工作量增加了不少，要守住大门，还经常因不被患者及其家属理解而引起矛盾，他们的工作也不容易。我们的转运床逆行进入时会打扰保安的工作节奏，让很多还没来得及检查健康码的患者乘虚而入，入口次序就不好维护了。我们作为同事要对他们的工作多一分理解，是他们的付出才能确保院内人员不被感染。"

李护士："他们的辛苦，我也能理解。但是像今天这么热或者下雨天，不能让我们过一下，这样太不人性化了。"

护士长："你能理解太好了，那不伤心了。你们都是出于各自的工作职责，都没错，是管理上考虑得不够全面，我会把今天的情况反馈给保卫科，再跟他们的领导沟通，协调更好的方案，能让我们的转运床顺利进出。"

李护士："好的，谢谢护士长，那我先去上班了。"

跟李护士沟通之后，护士长向同行的护工也了解了当时的情况，并沿着她们的转运路线去楼下走了一遍，看了保安的工作现况。在全面了解后，跟保卫科的领导进行沟通，表达理解他们的工作难处，阐述 ICU 重症患者转运路上风险大，从急诊口出入在露天绕个大圈，来回需要多走四五百米的路，还有上下坡及天气因素，转运患者不安全，费时费力，走门诊通道进出最快、最安全。希望能在不影响入口次序的情况下，让 ICU 转运床直接进出。保卫科主管也能理解护理工作的需求及困难，通过本次沟通，提出新的解决方案：①有患者的床一律从门诊通道进出。②无患者的床错峰执行。在上午的人流量高峰期，门诊通道只出不进；下午人流量少的时候，直接从门诊通道进出。

新方案实施后，科内护士与保安未再因患者进出转运而产生冲突。

问题思考

1. 面对工作中出现的因为缺乏理解而产生的冲突，我们应该怎么做？

2. 作为护士长，应当如何正确处理各部门间的人际关系，达成互利共赢的局面？

经验分享

当工作出现冲突时，实际上是彼此之间缺乏了一定的理解，此刻，我们应该积极换位思考，促成问题的解决。"在其位，谋其职"，每个人身处的工作岗位不同，工作职能不同，因此，看待万事万物的角度和思考模式也不同。有时候，并不是别人刻意刁难，只因为职责不同、工作有别，在工作中难免有冲突、有矛盾。但是，大部分人往往总是先入为主地认为对方是故意捣乱，这才促成了一系列的冲突。因此，在遇到部门同事之间的矛盾时，很多人在内心深处的第一反应就是厌恶和抗拒。但是，这样的负面情绪不仅不能解决问题，还会让我们自己陷入暴躁、烦闷的低能量状态，进一步地认为自己非常委屈，认为自己在受气，处于一种"被欺负"的深度不认同的状态。护士们作为普通人，也会有这样的负面情绪。我们作为管理者，首先要帮助护士们跳出情绪的桎梏，从理性的角度看待问题。多一点理解，让心情更加平静；多一点努力，让工作更加顺遂。

▶▶ 作为护士长，我们要做到以下两点。

1.让护士宣泄当时的情绪，在其情绪相对稳定之后，进一步了解情况并解决问题。例如在具体的案例中，我们应该向护士解释保安也有难处，进一步明确表明，后续会针对该事件跟保卫科的领导协商，落实解决问题。

2.保持理性，尽量公允地还原事件的全貌。在案例中，护士长在稳定护士的情绪以后，详细询问了当时同行的护工的具体情况，避免对事件的了解存在片面的认识。

▶▶ **作为管理者，我们要想让护士们做到换位思考、互相理解，首先我们自己要以身作则。**

在案例事件发生之后，护士长沿着护士走过的路径实际走访，仔细观察保安工作的人数及工作内容。只有在了解客观情况以后，才能继续进行工作部署。其次，护士长跟保卫科的领导沟通解决方案，首先介绍当日事件，认可保卫科的工作难处，表示理解。接着，从护士的角度阐述困难，提出解决方案：①有患者的床一律从门诊通道进出。②无患者的床错峰执行。在上午人流量高峰期，门诊通道只出不进；下午人流量少的时候，直接从门诊通道进出。

这样的解决方式让我们首先能够"难他人之难"，然后才能让他人"难己之难"。人与人之间有巨大的差异，不同部门之间也有。当团队工作有认知上的分歧的时候，护士长们想达到求同存异，需要从根源上解决问题。要在了解客观具体情况的前提下，从护士的角度出发，脚踏实地为其解决难题，并引导其换位思考问题。

总体而言，如果能够换位思考，从而达到互利共赢的状态，百利而无一害，我们可以通过以下几点达成共识。

1. 理解自我情绪，努力做情绪的主人，不被消极情绪掌控。无论是患者还是其他部门的同事，当与他们发生冲突时，我们不妨站在他人的角度去思考问题。从客观实际出发，尽量还原事件的真相，才能尽量保持公允。

2. 我们要理解规章制度不可能尽善尽美，在遇到矛盾冲突时不妨多一些宽容和大度。互相尊重，让和谐成为沟通的底色；互相理解，让合作成为共赢的基石；尽力协调，让工作变得更加轻松。

护士长在处理跨部门冲突的时候，首先应用换位思考，安抚护士，了解真相；然后巧妙应用换位思考，与保卫部门沟通，达成不影响护理工作又维护医院秩序的流程。这提示我们从实践中学习的重要性。

（俞丽英）

参考文献

[1] MONTAG T，MAERTZ C，BAER M. A Critical analysis of theworkplace creativity criterion space[J].Joumal of Management，2012，38（4）：1362-1386.

[2] DEDREU C，NIJSTAD B A，BECHTOLDT M N，et al. Group creativity and lnnovation：a motivated information processing perspective[J]. Psychology of Aesthetics，Creativity，and the Arts，2011，5（1）：81-89.

[3] SHIN Y.Positive group affectand team creativity：mediation of team reflexivity and promotion focus[J].Small Group Research，2014，45（3）：337-364.

[4] HÜLSHEGER U R，ANDERSON N，SALGADO J F.Team-level predictors of innovation at work：a comprehensive meta-analysis spanning three decades ofresearch[J]. Journal of Applied Psychology，2009，94（5）：1128-1145.

[5] SOMECH A.The Effects of leadership style and team processeson performance and innovation infunctionally heterogeneous teams[J]. Journal of Management，2006，32（1）：132-157.

[6] 涂乙冬，陆欣欣，郭玮，等.道德型领导者得到了什么？道德型领导、团队平均领导——部属交换及领导者收益[J].心理学

报，2014，46（9）：1378−1391.

案例 42　医护如此沟通合作，可取吗？

情景再现

　　某外科病区内，一名全麻手术后的患者在出院 3 天后因肠梗阻紧急送医，被诊断为肠梗阻，需要再次住院治疗。事后，主管医生 A 在病区工作群内大发雷霆，质问护士对于该患者手术后住院期间未排便这件事，为何不上报？

　　主管医生 A："你们护士怎么回事？这个患者手术后一直未排便！你们有没有将此事汇报给医生？"

　　张护士："对于患者手术后 3 天未解大便的情况，已经汇报给医生了。"

　　李护士："出院当天，患者还是没有解大便，医生也开了通便的药物，住院期间我们也一直与患者家属一起进行了饮食干预。"

　　主管医生 A："那你们护士有没有跟患者说要关注排便的问题？"

　　王护士："出院当天也跟他说了排便问题。"

　　之后，群里鸦雀无声。可是，次日开始的几天里，该科室的工作群被多条消息刷屏，某床 1 天未排便、某床 2 天未排便、某床 3 天未排便、某床 4 天未排便……

　　该病区的工作群的消息不断，护士们天天在工作群向医生们

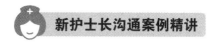

汇报患者的排便情况，医生们疲于关注这些消息，其他消息被覆盖。数名医护人员不得已将工作群屏蔽，一时科室的工作氛围变得十分怪异。又过了一周，主管医生 B 在工作群发消息。

主管医生 B："各位护理姐妹，我的一名患者年龄比较大，胃口比较差，手术后请姐妹们多关注患者的进食及排便情况。"

刘护士："收到！"

主管医生 B："辛苦护理姐妹们！"

刘护士："应该的！"

护士长："让我们一起管理好患者手术后的健康问题！"

手术以后，刘护士每天上下午向主管医生 B 汇报该患者的饮食和排便情况，主管医生 B 也会邀请刘护士一起查房，共同探讨患者的康复情况。从那以后，医护之间没有出现相互指责、相互抱怨的情况，也没有在工作群出现刷屏的情况。

问题思考

1. 患者发生难以预料的情况时，医护双方如何沟通？

2. 如何做到与其他部门的共赢？

经验分享

在临床护理的过程中，医生与护士无疑是最紧密的伙伴。护士与医生负责的领域是不一样的。张中南先生认为，人本位整体护理要求护士关注患者的病情反应和变化趋势。医生是负责诊断和治疗的，但是在患者住院的过程中，有时需要护士来为医生提供诊断和治疗的证据，防止误诊和漏诊。本案例中，针对医生的抱怨、护士的委屈，医护及时的沟通就显得极其重要。案例中，护士因医生在工作群指责护士未及时汇报患者排便不畅的情况而感到委屈，从而选择在之后的几天一直在工作群里汇报排便情况，这让医护之间的关系更加尴尬。既然医护是紧密的伙伴，那私下沟通，一起解决问题是否更好呢？如果医生在发生这样的事情后，先主动找护士私下沟通，护士也在发生此类问题后，及时去寻找自己的原因，那事情是否会朝着更好的方向发展呢？

在临床工作中，我们的医生与护士是非常亲密的合作伙伴，但是因为分工不同，往往会出现各管各的情况。就像案例中主管医生 A、张护士、李护士、王护士一样，虽然护士在患者病情变化时就将其汇报给了医生，医生也及时地处理了病情，但是由于都是机械式地汇报，没有真正地去讨论病情，所以当问题来临时，医护双方都比较被动。之后，护士更是用在工作群里刷屏汇报病情来取代与医生探讨病情，这是十分不可取的。而医生在患者病情发生一些难以预料的变化后，更是直接将矛头对准了护士，认为是护士的过失，更是不可取的。这样的沟通方式将医护关系放在了对立面，大家都急于逃避责任，护士不加自己的分析就汇报病情，医生不去了解患者的实际情况就处理病情，使得医护双方相互不信任、合作不顺畅。我们在工作中非常需要培养好医护合作的习惯与模式。医护共同查房就是一个非常好的模式。医护共同查房，可以在每日的查房过程中，了解彼此关注的病情，将重点关注的情况整合，彼此探讨、改进。有研究表明，医护共同查房可以提高患者对护士的满意度，增强医生对护士工作的信任感，也可以提高护士对工作的热爱度；通过医生对病情专业知识的讲解，护士可以增加专业知识；通过护士对于病情观察的细节描述，医生也会对护士更加信任，建立互相协作、互相信任的新型、和谐的医护关系。加强了医护的团队协作精神，减少了医疗纠纷和投诉的发生率，极大地满足了患者对健康服务的需求，实现了共赢。

▶▶ **要做到与其他部门的共赢，需要往这些方面努力。**

第一，全心全意去帮助别人。两个部门有共同的利益时，相互帮助一定能事半功倍。其实，手术后患者排便不畅的事情时有发生，虽然不是每位患者都会严重到肠梗阻，但是确实存在隐患。护士们可以主动去改善，去寻找原因。医生也可以和护士一起去改善目前的流程，避免此类事件的再次发生。

第二，拓宽自己的眼界。对于护士来说，不断加强自身的业务能力是非常重要的，绝不能停滞不前，多看多学，去不断充实自己。

第三，宽恕他人。对于护士来说，我们需要理解医生的行为，当医生知道患者发生了意外时，一定是非常紧张、担心的。作为护士，当医生有这样的抱怨时，更要冷静地去分析自己的原因，看看有没有更好的方法去避免此类事件的再发生。

调整心态，不断学习。医护合作的最终目标，不是一个短期目标，而是一个长期目标。

专家点评

1. 这是很经典的案例，反映出医护关系中有效沟通的重要性。特别是针对医护双方出现沟通障碍后，通过引导，形成了前后沟通的对比，从而培养医护团队充分而有效地沟通，促进了医疗服务质量的提升，达到共赢的目标。

2. 本案例是医护沟通培训的最好素材。可以通过案例中医护双方使用的语句，辨析什么是非暴力沟通提倡的"不加评判的描述"，及其与"质问"的区别，相互指责的沟通产生不信任的后果，从而对如何在微信群进行具体而有针对性的沟通等沟通理念与技术的学习。

（张　瑜）

参考文献

[1] 克·韦尔奇. 赢 [M]. 北京：中信出版集团，2017：50–52，159.

[2] 张中南. 唤醒护理 [M]. 北京：光明日报出版社，2013：39–45.

案例 43　欲速则不达

情景再现

某护士长接到上级的指令，要求 24 小时内完成新病区的组建工作。作为一个新上任不久的护士长，一时之间毫无头绪。人员安排、物资领取、后勤管理、信息处理等一系列的事情纷至沓来，尤其是关于信息板块的事件特别的多。一团乱麻的时候，该护士长想着赶紧解决问题，没有经过仔细思考，就在院内网找到信息科的电话，在众多的信息科电话中随机找了一个号码打了过去。

护士长："你好，因为我们要组建新的科室，这些人员信息需要转到这个科室。"

信息科："这个不归我管，你找张某。"

护士长重新拨通电话："张某，你好，我需要把这些人调入这个科室，帮我转一下。"

张某："你需要先在钉钉网站上申请审批，审批通过后我会把住院护士、医惠系统转过来。"

护士长："好的。我会去钉钉网站上申请，还有那个新科室

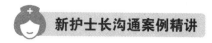
的床位费用需要重新设置，费用为 80 元 / 天。"

张某："这不是我负责的。"

护士长（惊讶）："那找谁?"

张某："我也不知道，我帮你问问。"

……

经过盲目的交涉之后，什么问题都没得到解决。护士长觉得不能这么下去，虽然组建任务紧急，但这样的效率太低。于是，护士长静下心来写下自己需要解决的所有的信息问题，直接找到信息科负责人，将建科任务所需要信息科协助的事项告知。信息科负责人随后就让各信息版块的对接人员与该护士长联系，以便逐一解决问题。

护士长："王某，你是负责费用修改信息板块的吧。因为成立科室非常紧急，需要将床位费用设置成 80 元 / 天。我会发给你具体的要求，明天中午 12 点前请务必完成，谢谢!"

王某："好的，护士长。"

护士长："李某，你是负责信息安装板块的吧。因为成立科室非常紧急，需要新增床位呼叫铃。我会发给你具体的要求，今天下班前请务必完成，谢谢!"

李某："好的，护士长。"

……

经过前期的准备工作，果然，事半功倍，关于信息方面的所有事情很快得到解决。

问题思考

1. 没有思考，不做准备就想去解决问题，效率会高吗?

2. 如何在沟通前做好准备?

● ━━━━━━━━ 经验分享 ━━━━━━━━ ●

　　"凡事预则立，不预则废。"在生活和工作中，经过实践，越来越明白，这句话是放之四海而皆准的真理。不管做什么事，事前做好充分的准备是成功的第一要素。在医院工作中，本部门经常会有问题需要其他部门的配合与帮助。这时，就会与其他部门进行沟通。而沟通的本质是推动问题的解决。因此，我们需要简化沟通的方式，明确沟通目的，把该说的信息尽量一次说完，不要别人家问一句，你吐一句，否则明明10秒能搞定的事，一来一回说好几分钟，你节省对方的时间，对方有更大的概率能把问题给你快速解决。同时，还要准确表述，如在何时何地完成等。该案例中，护士长吸取教训，做了充分的准备，并提出明确的要求，事情才能够顺利进行。所以，做事之前的准备工作非常重要。这些准备工作是事情开展的必备条件。

▶▶ 沟通前的准备

　　组织内部沟通是组织得以正常运作的关键要素之一。在组织中，沟通能够起到控制、激励、指导、评估、情感交流和信息传递等作用，它有利于维持组织内部良好的工作关系，实现组织人力资源的整合，进而达成组织目标。公立医院作为一个履行公共卫生职能的社会组织，有效沟通是实现组织稳定运行和个体自我发展不可或缺的因素。在医院这个组织中，护理部门开展工作的时候需要与其他部门进行合作或是需要其他部门的支持，因此，每天会有各种各样的沟通产生。如何做好沟通前的准备工作?《沟通力就是思维力》一书的作者认为，在沟通前必须做好沟通前的预案。我们通过预案，需要明确几件事:①这件事的重要性;②沟通对象的情况;③最糟糕的局面是什么;④我要实现的目标;⑤如果沟通失败了，怎么办? 针对这五种情况均要有正确的应对方案。

1. 这件事的重要性

你对沟通的重视程度和为之付出的准备，决定你能从沟通中获得多少的收获。在上述案例中，该护士长为新护士长，并无组建科室的经验且管理经验不足，所以接到任务后，第一次与信息科沟通前无任何的准备，只是无的放矢地表达出想到的东西，结果是事情毫无进展。该护士长冷静下来，开始思考：这件事没有做好有什么后果？如何做会成功？该准备什么？当意识到即将发生的沟通对你有多重要，就会认真地去做准备、做计划。所有的沟通都需要提前做好计划，安排交流的程序，制定交流的策略，并且要预料到沟通过程中可能出现的各种结果。

2. 沟通对象的情况

我们常说：知己知彼，百战不殆。沟通更是一场心理战术，所以，更需要了解对方的实际情况，比如对方的兴趣与爱好、职业文化素质、讲话习惯、时间概念、性格等。收集的信息越多，越有助于沟通的良好进行。当然，医院组建新科室，各部门还是非常支持的，一般遇到的阻力会比较小。但是作为新护士长还是非常有必要去了解各部门的负责人是谁，他/她是怎样的人，他们部门的构成，分别负责的项目等。护理部门与医院其他部门的联系还是非常密切的，如果都能了解其他部门的情况，那么在以后的护理管理工作中也是非常有益的。

3. 最糟糕的局面是什么

有些事情，很难通过一次沟通就成功，可能需要两次、三次，甚至更多次地沟通协调。所以，一次沟通出现不满意的结果，不要急躁或表现出不好的表情，这样反而会引起对方的反感。要始终抱着做好再次沟通的思想准备，让自己始终保持冷静、平和的心态与表情，同时在当次沟通结束时，一定要记得向对方表示真诚的谢意。

所谓的沟通，其实就是双方为某件事达成共识的过程。

所以，这个过程中，双方出现争议是难免的，也是必然的。

只要你提前准备好议案，这样的争议不会影响沟通的质量与最终的效果，这就需要你有良好的处理争议的技巧。所以，在沟通前，结合沟通的主题内容与大纲，想一想对方可能提出的疑问、异议，进行针对性的准备，以保证沟通过程中的氛围，避免出现冷场或不和谐的情况。

4. 我要实现的目标

作为沟通的发起方，你需要换位思考，不影响对方当下的工作，珍惜对方的时间。所以，在找他人沟通前，你需要想清楚沟通的主题内容，千万不要到了对方面前，语无伦次，词不达意，不仅严重影响自己的能力，更重要的是让对方从内心产生抵触感。一旦有此情况，必然注定了沟通的失败，在找他人沟通前，不妨先认真思考以下三个"什么"。

● 沟通的主题内容是什么

● 为什么要与他人沟通

● 通过沟通，想取得什么效果

沟通前，认真斟酌，准备好沟通主题，确保沟通时言简意赅。这样，不但提升自己的表达效果，更能保证对方听懂、听明白。

5. 如果沟通失败了，怎么办?

不是所有的沟通都会有正向的结果，但是，明知道难以有好的结果也必须全力以赴。当沟通前景黯淡时，第一是要坚定自己的信念，第二是理解对方的立场，第三是尽全力尝试。即使这次沟通不成功，即使收获不了好的结果，但是也有可能有其他方面的收获，比如锻炼了自己的心性。

专家点评

本案例既是沟通的经验教训的总结，也是护理管理中有关跨部门沟通协调的实践。及时记录，正确地总结经验教训，对新护士长管理与沟通能力的提升大有益处。

（钟娜儿）

参考文献

[1] 陈志红，陈志斌沟通满意度与员工绩效：研究路径及重要发现 [J]. 南京社会科学，2009（3）：53-59.

[2] 高德. 沟通力就是思维力 [M]. 北京：文化发展出版社，2022：41-53.

案例44 沟通要因人制宜，你做到了吗?

情景再现

刚外出检查回来的患者家属来到护士站，气冲冲地说："护士，把你们领导叫来，我要投诉！"

王护士："阿姨，您先不生气，可以先和我说一下是什么事情吗？"

患者家属："你们这陪检师傅是怎么回事？把我们患者扔在拍片室门口就走了。我们一个人推着床，回病房的路又不熟悉，我差点就迷路回不了病房了。"

护士长听闻过来。

护士长："阿姨，您先别急，我先去找陪检师傅了解一下情况。您检查来回走也很辛苦，先回病房休息一下。"

安抚患者家属回病房后，陪检师傅再次出现在病房。

护士长（面带微笑）："张师傅，早上外出检查的患者很多，您也的确很辛苦。您可以和我说说刚刚发生的意外是怎么回事吗？"

张师傅："护士长，你说得对，今天我要陪检查的患者很多。5床患者做磁共振要等半小时，我和患者家属说了让他做好后在门口等我一下，我先去接下一位的检查患者。可等我回来时，患者已经自己回来了。"

护士长："张师傅，我知道您是为了能给更多的患者提供陪检服务。为了不影响您更快地完成陪检工作，在患者等待检查的期间，麻烦您和患者提前说好去向并约好返回病房的时间，在征得患者及其家属的同意后，再去进行下一位患者的陪检工作。本着想节约时间而更好地为患者服务的用心，就不会让患者及其家属误以为您工作不负责了。"

张师傅："好的，护士长，我知道了。"

护士长："张师傅，现在陪检的患者越来越多，你们陪检工作在时间安排上的难度的确很大，我也会把这种情况和你们领导反映一下，希望能让你们目前的工作流程得到改善，从而更好地服务患者。"

张师傅："谢谢护士长！"

问题思考

1. 日常工作中需要其他部门的员工配合时，我们应该如何正确地沟通？

2. 跨部门沟通时，如何"因人制宜"？

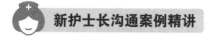

　　本案例中，针对患者的投诉，涉及了其他部门的工作流程问题，作为管理者，首先应该去了解清楚事情的经过，明确问题所在。经过了解，在外出检查陪检的过程中，由于很多检查需要排队等候，部分检查还需要花费较长的时间，比如磁共振检查。陪检师傅为了提高效率，在该患者检查等候期间去进行另外一位患者的陪检工作，但期间需要陪检师傅和患者及其家属做好事先的解释。本案例中的护士长在了解情况后，明确了矛盾的主要原因：缺少了这一环节的沟通，导致了患者及其家属的不满。案例中的护士长根据不同的群体，采用了不同的沟通方式。对患者，该护士长以安抚为主，转移患者的注意力来缓解紧张的气氛。对于后勤部门的陪检人员，他们普遍年龄偏大、文化程度较低，护士长在和陪检师傅的沟通中，除了要结合这些特点外，同时也要根据该陪检师傅的个人性格（脾气急躁），因人制宜地采用最适宜的沟通方式。跨部门沟通中，首先，我们要尊重他人，不能因为他是后勤工作人员，就对他大呼小叫。在沟通的开始，护士长首先肯定对方的辛勤的劳动付出，这样，对方就更容易接受我们的建议。而张师傅性格急躁、外向，在和他沟通的过程中，我们尽量要委婉、简单明了、明确地说出问题所在。案例中的护士长直接把正确的处理方法告知："为了不影响您更快地完成陪检工作，您在患者等待检查的期间，麻烦您和患者提前说好去向并约好返回病房的时间，在征得患者及其家属同意后，再去进行下一位患者的陪检工作。"对于后勤部门的陪检师傅们，把沟通建立在尊重以及肯定他们的劳动成果之上，问题解决起来就容易很多。案例中的护士长还站在陪检师傅的立场去解决问题：与其领导沟通协调，以找到解决的最终方法，让对方感受到了对他的同理之心。同时，结合其性别、年龄、文化、地域等特点，因人制宜的沟通效果就凸显而出了。

"跨部门沟通"，不仅要处理职位、利益、资源等问题，更重要的是学会因时、因地、因人制宜的待人处世的艺术。作为一名护理管理的工作人员，在工作开展中会接触到我们的行政、医技、临床、后勤等各部门的人员，这就要求我们一定要注意因人制宜的沟通技巧。

那么，跨部门沟通时，如何因人制宜?

1. 和上级的沟通

首先，与上级沟通以尊重为原则。与上级沟通时，切忌"我"字开头，多说"您"字。要尊重而不吹捧，请示而不依赖，主动而不越权。汇报工作、反映情况要客观、准确，尽量不带个人评价。对领导最大的尊重和认同是完成既定的目标、献计献策。

2. 和下级的沟通

首先，与下级沟通以平等为原则。领导和下级之间仅仅是职务上的区别，但在人格上领导与下级是平等的、共生共荣的关系。即不要以教训人的口气说话，不要自以为高明，不要讲起话来居高临下、盛气凌人。人只有在平等的心态下才会快乐地工作，只有快乐地工作，才会有更高的绩效。

其次，要树立促进下级发展、进步的观念。与下级沟通，要让下级感受到来自上级的器重，布置任务、安排工作、督促检查、批评建议等均有利于下级工作的开展，有利于任务的落实。问题的解决，有利于下级的成长、进步和提高。让下级感受到你是基于这样的出发点，那么，沟通起来就会比较顺畅。在日常护理工作的开展中，要关心护理姐妹们的生活，挖掘每个人的优点和特长，激励大家的工作热情，带领大家去创造护理价值，实现人生目标。

3. 和平级的沟通

平级沟通以互助互惠为原则，是不计得失的应变沟通。同级之间相互谦让、不计得失的团队精神，是我们共创事业发展的基础。案例中的护士长结合沟通对象的性格、文化、地域、年龄等差异，以尊重、理解、简单明了的沟通方式展开沟通，以患者为中心，以协调各部门的合作关系为基础，以提高患者的满意度为目标，与后勤部门师傅最终达成协商。医院要顺利开展工作，离不开各个部门的共同协作，要尊重欣赏其他部门的同事，切忌说有伤对方人格的话。凡事通过沟通，既要自己安心，又要同事安心，这样才更能获得其他部门的配合。

"所谓以礼待人，即用你喜欢别人对待你的方式对待别人。"因人制宜的沟通，可以减少跨部门沟通的障碍，让协作更有效。

专家点评

1. 护士长应用共情技能，及时安抚患者，先请患者回病房休息，冷静处理了投诉。

2. 护士长先肯定陪检师傅的工作辛苦以及提高工作效率的良苦用心，然后提出可接受的建议；获得陪检师傅的认可，取得良好的沟通效果。

（周署霞）

参考文献

[1] 何惠仪，王红娟，赵银仙，等.基于性格类型的沟通能力培训对门诊护士沟通能力、护理质量及核心胜任力的影响[J].国际护理学杂志，2023，2：210-214.

[2] 梅艳.情绪智力培训在新护士培养中的应用[J].中华现代护理杂志，2018，22：2719-2721.

[3] 程永先.企业部门间的无障碍沟通[J].企业改革与管理，2009，11：53-54.